抗结核病固定剂量复方制剂药品 GMP 检查指南

国家食品药品监督管理总局食品药品审核查验中心　编写

北京大学医学出版社

KANGJIEHEBING GUDING JILIANG FUFANG ZHIJI
YAOPIN GMP JIANCHA ZHINAN

图书在版编目（CIP）数据

抗结核病固定剂量复方制剂药品 GMP 检查指南/国家食品药品监督管理总局食品药品审核查验中心编．—北京：北京大学医学出版社，2014.9
　　ISBN 978-7-5659-0810-1

　　Ⅰ．①抗…　Ⅱ．①国…　Ⅲ．①抗结核药－剂量－制剂－质量管理－指南　Ⅳ．①R978.3-62

　　中国版本图书馆 CIP 数据核字（2014）第 053056 号

抗结核病固定剂量复方制剂药品 GMP 检查指南

编　　写：	国家食品药品监督管理总局食品药品审核查验中心
出版发行：	北京大学医学出版社
地　　址：	（100191）北京市海淀区学院路 38 号　北京大学医学部院内
电　　话：	发行部 010-82802230；图书邮购 010-28202495
网　　址：	http://www.pumpress.com.cn
E-mail：	booksale@bjmu.edu.cn
印　　刷：	中煤涿州制图印刷厂北京分厂
经　　销：	新华书店
责任编辑：	陈　然　责任校对：金彤文　责任印制：李　啸
开　　本：	787mm×1092mm　1/16　印张：8.75　字数：178 千字
版　　次：	2014 年 9 月第 1 版　2014 年 9 月第 1 次印刷
书　　号：	ISBN 978-7-5659-0810-1
定　　价：	38.00 元

版权所有，违者必究
（凡属质量问题请与本社发行部联系退换）

编写人员名单

主　编　沈传勇

副主编　孙京林　陈　燕

编　者　（按姓氏拼音排序）

　　　　　安国红　曹　轶　陈慧萍　陈　林　杜　婧
　　　　　黄广和　李佳桃　李　茜　李亚武　刘　爽
　　　　　刘知音　邵水娟　史洪昊　孙　蔷　王　聚
　　　　　王　元　王　卓　王立新　闫兆光　叶　笑
　　　　　岳　勇　翟铁伟　钟光德

编写说明

本指南依据《药品生产质量管理规范》(2010年修订)的基本要求,针对我国抗结核病固定剂量复合制剂(TB-FDC)药品生产企业在药品GMP执行方面存在的薄弱环节,结合TB-FDC药品及其工艺特点,对TB-FDC药品GMP检查提出基本要求和检查要点。

本指南主要用于药品GMP检查员对有关TB-FDC药品检查的培训和现场检查指导,同时可供TB-FDC药品生产企业自检及有关组织审计时参考。

本指南的编写得到了中国卫生部-盖茨基金会结核病防治项目的支持。在此,谨对关心和支持本指南编写的各级领导和专家表示衷心的感谢!因编写时间仓促、水平有限,错漏之处恳请指正。

国家食品药品监督管理总局食品药品审核查验中心
2014年7月

缩略语表

API	药物活性成分	(active pharmaceutical ingredient)
CAPA	纠正措施与预防措施	(corrective action & preventive action)
CIP	在线清洗	(cleaning in place)
DQ	设计确认	(design qualification)
EHS	环境、健康、安全	(environment、health、safety)
FAT	工厂验收测试	(factory acceptance test)
FDS	供应商设计标准	(factory design specification)
GCP	药物临床试验质量管理规范	(good clinical practice)
GLP	药物非临床研究质量管理规范	(good laboratory practice)
GMP	药品生产质量管理规范	(good manufacturing practice)
GSP	药品经营质量管理规范	(good supply practice)
HVAC	供热通风与空气调节	(heating, ventilation and air conditioning)
ICH	人用药品注册技术要求国际协调会议	(the International conference on harmonization of technical requirements for registration of pharmaceuticals for human use)
IPC	工业过程控制	(industrial process control)
IQ	安装确认	(installation qualification)
JBT	岗位培训操作规程	(job by training)
OOS	超限结果	(out of specification)
OOT	超趋势的结果	(out of trend)
OQ	运行确认	(operation qualification)
PQ	性能确认	(performance qualification)
QA	质量保证	(quality assurance)
QC	质量控制	(quality control)
QRM	质量风险管理	(quality risk management)
SAT	现场验收测试	(site acceptance testing)
SOP	标准操作规程	(standard operation process)
TB-FDC	抗结核病固定剂量复方制剂	(anti-tuberculosis fixed-dose combinations)
URS	用户需求标准	(user requirement specification)

目 录

1 导言 1
2 质量管理 2
　2.1 概述 2
　2.2 基本要求 2
　2.3 质量风险管理 2
　2.4 检查要点 5
3 机构与人员 6
　3.1 概述 6
　3.2 基本要求 6
　3.3 检查要点 7
4 厂房与设施 8
　4.1 概述 8
　4.2 基本要求 8
　4.3 检查要点 13
5 设备 16
　5.1 概述 16
　5.2 基本要求 16
　5.3 检查要点 19
6 物料与产品 21
　6.1 概述 21
　6.2 基本要求 21
　6.3 检查要点 21
7 确认与验证 25
　7.1 概述 25
　7.2 基本要求 25
　7.3 检查要点 27
8 文件管理 31
　8.1 概述 31
　8.2 基本要求 31
　8.3 检查要点 32
9 生产管理 33
　9.1 概述 33
　9.2 基本要求 36

9.3 检查要点	38
10 质量控制与质量保证	**40**
10.1 实验室管理	40
10.2 物料和产品放行	50
10.3 持续稳定性考察	51
10.4 变更控制	53
10.5 偏差处理	55
10.6 纠正措施和预防措施（CAPA）	57
10.7 供应商的评估和批准	60
10.8 产品质量回顾分析	61
10.9 投诉与不良反应报告	62
11 委托生产和委托检验	**64**
11.1 概述	64
11.2 基本要求	64
11.3 检查要点	65
12 产品发运与召回	**67**
12.1 概述	67
12.2 基本要求	67
12.3 检查要点	68
13 自检	**69**
13.1 概述	69
13.2 基本要求	69
13.3 检查要点	69
14 参考文献	**70**
附录1 《药品生产质量管理规范（2010年修订）》	71
附录2 无菌药品	109
附录3 原料药	121

1 导　言

抗结核病固定剂量复方制剂（anti-tuberculosis fixed-dose combinations，TB-FDC），目前其主要剂型为片剂、硬胶囊剂，在生产质量管理要求方面与口服固体制剂基本一致。一般来说，这类药品的特点有单位剂量质量较大、整体毒性低、总生产量较大等。

本指南依据《药品生产质量管理规范》（2010年修订）的基本要求，针对我国TB-FDC药品生产企业在药品GMP执行方面存在的薄弱环节，结合TB-FDC药品及其工艺特点，对TB-FDC药品GMP检查提出基本要求和检查要点。

本指南主要用于药品GMP检查员对有关TB-FDC药品检查的培训和现场检查指导，同时可供TB-FDC药品生产企业自检及有关组织审计时参考。

如前所述，本指南是对TB-FDC药品检查主要关注点的提示，并提供概括性的指导。本指南未涵盖《药品生产质量管理规范》（2010年修订）的全部内容，TB-FDC药品生产企业应执行《药品生产质量管理规范》（2010年修订）及其他应遵循的规定。

2 质量管理

2.1 概述

TB-FDC 制药企业应当建立并执行涵盖药品 GMP 在内的质量管理体系，并以药品 GMP 文件系统明确质量管理体系构成要素，通过自检监控其有效性，对偏差进行调查，对变更进行控制。为达到这一目标，制药企业应有组织机构、程序、工艺和与之相适应的资源，包括足够的称职人员、厂房、设备和设施。

2.2 基本要求

药品生产企业的质量管理体系应当包括组织机构、程序、工艺和资源，是确保药品质量适用于预定的用途、符合药品注册批准和质量标准的规定要求所必须的活动。为确保其质量管理体系的有效运行，应当设定相应的质量目标，通过合理分配、落实组织机构与生产活动相关的质量管理职责，建立与药品 GMP 相关的资源管理、质量信息交流、质量管理评审和质量持续改进等系统。

所有涉及质量管理的活动都应当有明确的文件规定，并有相关记录予以证明。

2.3 质量风险管理

2.3.1 质量风险管理贯穿 TB-FDC 产品质量和生产管理的各个方面，其管理流程大致分为风险评估（包括风险识别、风险分析和风险评价）、风险控制（把风险降低到可以接受的限度内）、风险沟通、风险的定期审核。质量风险管理流程关系图如图 2-1 所示。

2.3.2 质量风险管理是一种科学活动，应贯穿于产品的整个生命周期。药品质量管理体系与质量风险管理之间的关系如图 2-2 所示。

药品质量风险管理最为重要，应基于科学知识和实践经验，以便风险识别和评估。

2.3.3 质量风险管理主要工具

(1) 基本的风险管理促进方法（流程图、检查表、过程映射、因果分析图）。

(2) 故障模式与影响分析（failure mode and effects analysis，FMEA）。

(3) 故障模式、影响及严重性分析（failure mode, effects and critically analysis，FMECA）。

(4) 故障树分析（fault tree analysis，FTA）。

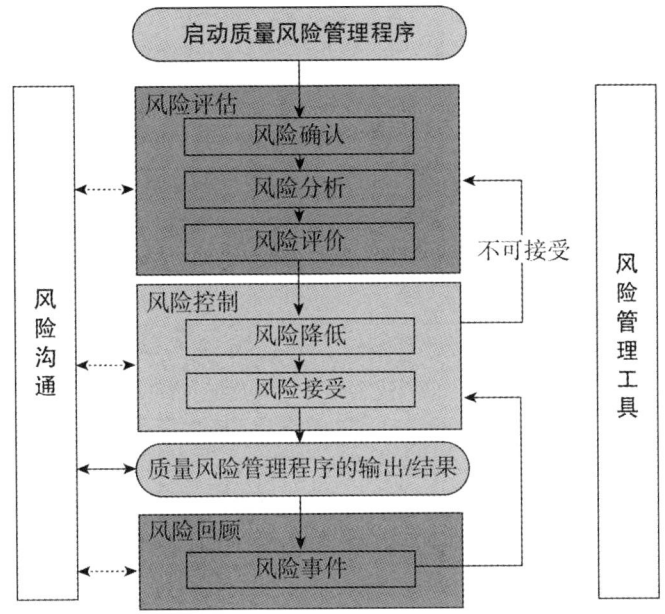

图 2-1 质量风险管理流程关系图

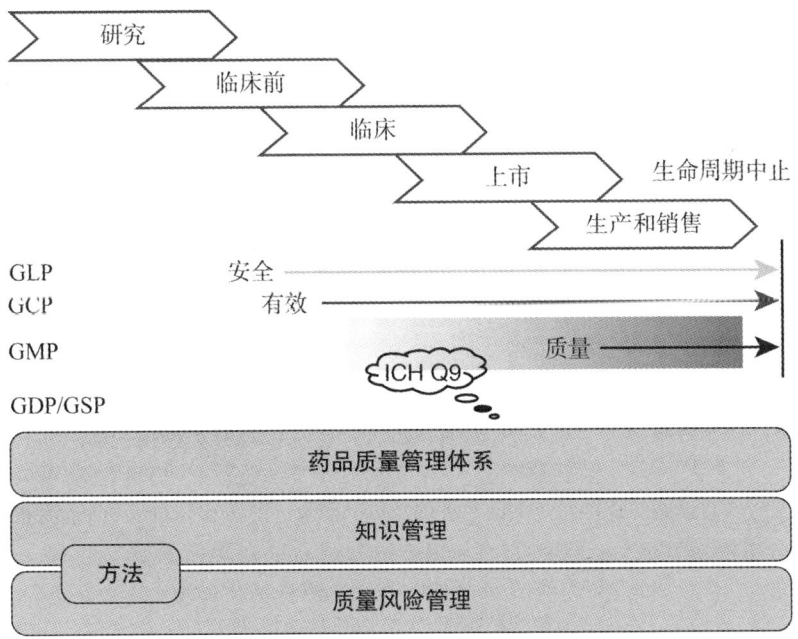

图 2-2 药品质量管理体系与质量风险管理关系图

（5）危害分析及关键控制点（hazard analysis and critical control point，HACCP）。
（6）危害与可操作性分析（hazard and operability analysis，HAZOP）。

(7) 过程危害分析（process hazard analysis，PHA）。
(8) 风险排序和筛选。
(9) 其他支持性统计学工具。

具体可参考 ICH 质量风险管理有关内容（ICH Q9）。

2.3.4 建议针对 FDC 产品利福平原料晶型及制剂生物等效性、共线生产清洁等方面的风险项目或数据，选择不同的质量风险评估工具或方法。

举例如下：

序号	关注点	风险管理目标	推荐的工具
1	物料和产品的放行	基于风险管理实施物料的检测结果技术转移或产品制剂工艺参数设计，确定利福平原料晶型、粒度分布和产品制剂工艺转晶技术过程控制等关键属性。关键属性必须受控并经识别和验证	风险排序和筛选、流程图、FMECA
2	人员配置及岗位操作培训	进行关键性评估，制订持续性培训计划，配置有效的培训和管理资源，并基于风险管理定期回顾	FMEA、风险排序和筛选
3	TB-FDC 产品工艺验证	通过工艺关键性分析，识别验证过程中需注意的高风险参数，确定过程中的哪个步骤和具体的操作是决定 FDC 产品的关键质量属性	FMECA、HAZOP
4	TB-FDC 产品工艺设备校验	基于关键性分析建立适当的校准频次和可接受标准。控制关键参数的工艺设备应比非关键设备校准频次更高。可接受标准应与 IPC 控制要求相适应	风险排序和筛选、FTA、因果分析图
5	计算机系统验证	用来确定验证的范围，如关键参数的确定、需要与设计的选择、编码的审查、测试的深度及测试的方法、电子记录及签名的可靠性	因果分析图、FMECA
6	TB-FDC 产品生产和储存环境控制	确保适当的环境控制可以保护操作者及产品储存、转运条件	风险排序和筛选、FMECA
7	TB-FDC 产品召回	通过健康危害评估识别出潜在风险以及预测召回类型	HACCP
8	TB-FDC 产品设施、设备和公用系统的维护	基于关键性分析及每个设施、设备和公用系统相关的关键性分析进行质量风险管理（QRM）的应用。基于关键性及性能确定适当的维护频率	风险排序和筛选、FTA
9	TB-FDC 产品设施、设备和公用系统的确认	有助于基于使用的关键性确定试机及确认的范围与程度	PHA、FTA、FMEA

2.4 检查要点

对 TB-FDC 产品质量管理系统应基于风险评估、基于系统的检查方式和方法。至少包括两个方面：①评估质量管理部门是否履行了评审和批准与生产活动、质量保证、质量控制相关程序的职责，以及评价相关记录保持系统是否适用于 TB-FDC 产品预期用途。②评估所收集的数据，以确定质量问题并可以与其他管理系统联系起来，共同作为基于风险评估的信息。建议重点关注下列内容。

2.4.1 TB-FDC 产品主要原料供应商审计。

2.4.2 TB-FDC 产品技术转移文件。

2.4.3 TB-FDC 产品质量回顾，重点评估产品质量趋势分析数据。

2.4.4 与 TB-FDC 产品生产和检测有关的偏差和失败调查记录，包括适宜时采取的纠正预防措施。

2.4.5 TB-FDC 产品客户投诉记录、调查、评估及适宜时采取的纠正预防措施。

2.4.6 与 TB-FDC 产品相关的变更控制记录、评估、批准及再验证需求的评估情况。

2.4.7 TB-FDC 中间产品或成品回收、返工或重新加工情况及其相关的验证和稳定性试验情况。

2.4.8 TB-FDC 不合格品、退货或召回调查、处理、评估情况及适宜时采取的纠正预防措施。

2.4.9 TB-FDC 相关验证状态维护情况。

3 机构与人员

3.1 概述

TB-FDC药品GMP在制药企业质量体系中的有效运行,取决于是否建立了高效的质量管理机构、高质量的员工培训制度与持续性培训计划。

3.2 基本要求

3.2.1 TB-FDC制药企业为了保证质量管理部门对产品质量和质量相关问题独立做出决定,应设立独立的质量管理部门,履行质量保证和质量控制的职责。质量管理部门可以分别设立质量保证部门和质量控制部门,参与所有与质量有关的活动和事务。除了负责药品GMP规定的职责外,质量管理部门的工作范围有时还扩展到注册、临床研究等领域。

3.2.2 制药企业应配备足够数量的、与TB-FDC生产相适应的、具有专业知识、生产经验及质量管理经验的技术人员和管理人员,以确保建立可有效运行的质量体系,并保证持续生产出符合既定用途和法规要求的TB-FDC药品。所有人员均应有书面描述的工作职责,并有足够的能力和权力来履行其职责。所有员工必须理解如何做才能保证质量,保证与药品GMP符合,并持续提高与改进。

例如:岗位职责说明书内容可以包括制药企业名称、标识及岗位描述,岗位名称、文件编码及内部缩写,岗位所在部门名称、岗位地点及联系方式,岗位替代者及替代要求,岗位上级技术质量管理者,岗位职责、授权项目及义务,岗位工作目标,岗位工作任务和活动详细描述,岗位其他特殊职责包括交叉承担的职责、有关委托的职责管理说明,文件起草人及起草日期、文件审核人及审核日期、文件批准人及实施日期,岗位责任者签名以示对岗位职责的接收等。

3.2.3 应指定专门部门或专人负责培训管理工作,并有经生产管理负责人或质量管理负责人(也包括工程部门负责人等)审核或批准的培训方案或计划,所有人员均应进行岗位职责培训,确保其具有相应的知识、技能与经验能胜任岗位要求。

3.2.4 岗位培训内容应至少包括GMP培训、TB-FDC产品专业培训和环境、健康、安全(EHS)的培训。制药组织培训管理部门应根据培训需求调查与现状分析来制订培训计划并组织实施。

培训计划应包括培训内容、培训目标、培训时间、培训评估、培训记录等培训管理的控制要点,采取定期培训、上岗前培训、在岗继续培训、外派培训等多种培训方式提高员工的意识、经验和能力，有效降低风险。培训记录应予保存并进行电子档案管理。

3.2.5 应定期对培训工作进行管理回顾，对培训效果进行评估从而实施持续性培训计划。推荐制药企业制订 FDC 产品岗位培训操作规程（job by training，JBT），从而保证持续性培训计划的有效实施。

JBT 应当详细规定，内容包括制药企业名称、标识及岗位培训操作规程名称，起草日期、审核日期和实施日期，文件审核人、批准人签名，文件修订历史，适用范围，岗位培训目标，岗位培训详细内容（至少包括岗位应知法规要求，安全健康保护要求，应会工艺专业知识及生产操作 SOP，设施设备使用、清洁、维护 SOP，IPC 标准等）以及岗位培训方式、培训类别及要求，岗位培训指导老师资格规定，岗位培训评估标准及方法，附录（包括培训评估记录文件，岗位培训支持文件名称如培训文本、光盘等）。

3.3 检查要点

对 TB-FDC 产品持续性培训评估建议重点关注下列内容。

3.3.1 是否制订了 TB-FDC 产品 GMP 持续性培训计划，持续性培训计划是否与制药组织自检发现的问题等培训需求相结合。

3.3.2 是否制订了 TB-FDC 产品 JBT 培训操作规程（或类似操作规程）。

3.3.3 TB-FDC 产品 JBT 培训操作规程（或类似操作规程）中，培训内容及评估考核结果是否满足岗位职责说明书要求。

3.3.4 与 TB-FDC 产品相关的各级人员是否进行有关法律法规、专业知识、岗位操作技能培训并评估考核合格后上岗。

3.3.5 是否定期对 TB-FDC 产品 JBT 培训进行管理回顾和评估。

3.3.6 是否建立 TB-FDC 产品 JBT 培训档案。

4 厂房与设施

4.1 概述

TB-FDC 产品生产所用洁净厂房应具备药品 GMP 规定的洁净度等级,合理地进行厂区内的总体布局,妥善处理洁净厂房与非洁净厂房、洁净厂房与各种可能的污染源之间的相对位置。

工艺布局应按生产流程及所要求的空气洁净度等级合理布局,有利于生产操作,并能保证对生产过程进行有效控制。通过提供适当大小的空间、物流和人流分开设计、在建筑内部采用适当的隔离措施、使用适当的建筑材料和表面材料等,从建筑方面降低污染风险。适当的空间要满足生产单元操作、辅助单元操作、阶段性生产和储存要求。随着共线生产产品风险级别的增加,更加趋向于专用的功能性房间。

同时应保存厂房、公用设施、固定管道建造或改造后的竣工图纸,以便于变更管理和验证状态维护。

4.2 基本要求

4.2.1 厂房设计

在厂房设计时要考虑的 TB-FDC 产品和工艺特性包括:
(1) 产品危险特性,如粉尘爆炸性。
(2) 光照和紫外光的敏感性。
(3) 吸湿性。
(4) 流动性。
(5) 可清洁性。
(6) 化学反应活性。
(7) 产品分类。

4.2.2 生产区

车间的布置应符合以下原则:①按工艺流程合理平面布置;②严格划分洁净区域;③防止污染和交叉污染;④方便生产操作。

生产区应有足够的区域合理安放设备和物料,防止污染和混淆,还应考虑原辅料、半成品储存区的面积,设备清洗区的面积,清洁工器具存放区的面积。

4.2.2.1 洁净区

TB-FDC 产品生产所用洁净区级别参照 D 级设置与管理。

对取样室、称量室、备料室、设备及容器具清洗和存放室、工器具清洗存放室、工作服洗涤干燥整理室、模具室等辅助用室的设置和管理不应对生产区造成不良影响。对取样室、称量室、备料室等可能产尘的房间宜采取捕尘、相对负压等措施防止粉尘的扩散和对生产洁净区的影响。

洁净区的内表面（墙壁、地面、天棚）应平整光滑、无裂缝、接口严密、无颗粒物脱落，避免积尘，便于有效清洁，必要时应进行消毒。

各种管道、照明设施、风口和其他公用设施的设计和安装应避免出现不易清洁的部位，应尽可能在生产区外部对其进行维护。

4.2.2.2 环境监控

TB-FDC 产品洁净区的空气洁净度等级参照 D 级进行控制。

TB-FDC 产品洁净区环境监控应根据企业实际情况进行监测，并制订适当的监测频次。

（1）应建立书面监控规程，制订环境监测方案，定期进行监测数据趋势分析。

（2）应尽可能降低取样程序对环境的影响，但这并不意味着监测设备和采样器的清洁方法要与生产设备的清洁方法一致。

（3）监测计划应包括最低取样点数、每次取样量、取样时间、每个取样点处的监测次数（按要求）、取样间隔时间、监测的粒径或粒子数、以及合格的限度。

（4）与其他微生物质量控制方法一样，环境监测方法应经过验证，所有用于监测的温湿度仪、压差计、实验室监测仪器（活性微生物计数器、粒子计数器）等必须经过校验。

（5）在微生物测定时，使用不同的监测方法测定所得到的结果是不同的，因此对于监测结果的评估来说，对监测方法的描述也非常重要。

（6）超出警戒限的情况属于偏差，但是并不需要采取补救措施。在进一步的观察过程中，通常可采取如增加样品数量和提高取样频率等措施。当达到行动限时，应立即采取补救措施，如变更清洁/消毒程序、规范洁净区员工操作、严格物料卫生管理等。

（7）对于关键房间的温湿度监控，应先确定关键控制区域，如执行温度分布测试和湿度分布测试，选取能够反映日常操作环境情况的有代表性的位置放置温湿度仪或温湿度探头以对其进行监控，并对其监测记录进行趋势分析。当发现有非预期出现的趋势时，应展开调查，并实施纠正和预防措施。

（8）空调系统停机一定周期后，可根据风险评估的结果，在启动使用前进行确认并对洁净区环境进行监测。

4.2.2.3 产尘功能间的控制

粉碎、称量、制粒、混合、压片、充填等工艺过程，均有可能产生粉尘。生产工艺可能导致药物活性成分对人体健康和生产环境造成不良影响。产尘量大的房间相对集中时，可建立中央粉尘收集系统，进行集中除尘。对多品种换批生产的车间或产生粉尘量大的房间，若没有净化措施不宜采用循环风。

粉尘的有效控制是药品生产过程中（heating, ventilation and air conditioning, HVAC）系统的重要内容。可以采用局部排风来控制粉尘。称量时粉尘的控制如图4-1所示。

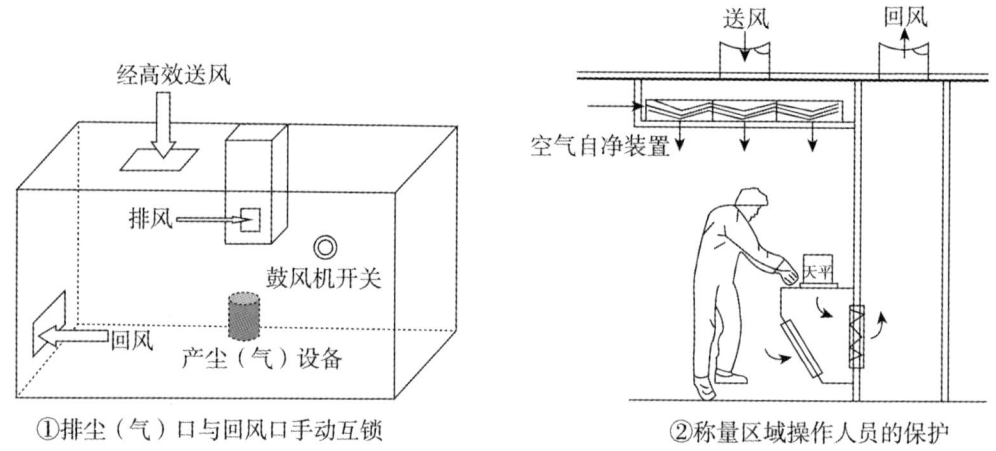

图4-1 称量时粉尘的控制示意图

局部排风采用排尘口与回风口互锁的方式。称量操作产生粉尘时，开启鼓风机，打开排风口、关闭回风口。此时的气流组织形式为全送全排。称量操作结束没有粉尘时，关闭排风口、关闭鼓风机，打开回风口。此时的气流组织形式为顶送下侧回。如采用此种方式排风，应有严格的验证数据支撑。

产尘量大的房间也可采用不同压力气锁间的形式防止粉尘的泄露。气锁间包括小瀑布气锁间、水槽气锁间和泡影气锁间（图4-2）。

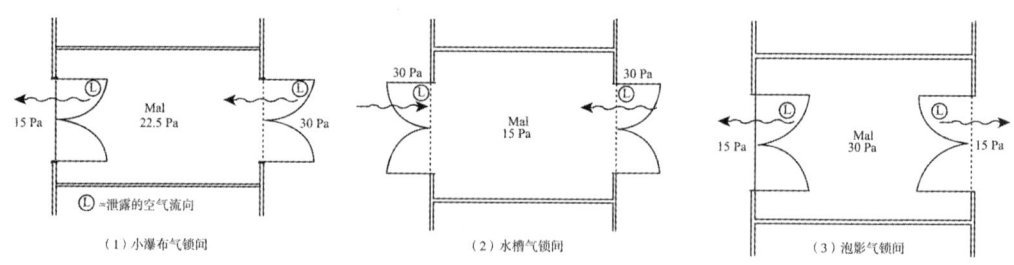

图4-2 气锁间布局示意图

4.2.3 仓储区

仓储环境温度与湿度对 TB-FDC 影响较大，高温、高湿易使药品中有关物质增多而影响药品质量，因此药品在储藏时，环境参数必须符合经批准的药品说明书中标示的储藏条件。

仓库应设有温湿度监测仪表及照明、通风、控制温湿度的设施。对温湿度有特殊要求的物料及危险品应有符合贮存条件的专库。

应定期对环境参数进行监测，监测记录应包括每日的最高值和最低值，监测点应能反映仓储环境的总体状况，并应包含环境参数极端点的位置，应保存仓储区的温湿度分布图。

仓库应设有取样室，其洁净度级别与生产要求一致，如在其他区域或采用其他方式取样，取样时应有防止物料污染或交叉污染的有效措施。

仓库应设置地台板或货架，贮存物料不得直接接触地面。

4.2.3.1 质量控制区

质量控制实验室通常应与生产区分开。生物检定实验室、微生物实验室、放射性核素实验室应彼此分开。

应当确保实验室设计适用于其预定用途，并能够避免混淆和交叉污染，应有足够的区域用于样品处置、留样和稳定性考察样品的存放以及记录的保存。

应确保实验室内的检验场所环境条件符合检验要求。必要时，应当设置专门的仪器室，使灵敏度高的仪器免受静电、震动、潮湿或其他外界因素的干扰，以免造成结果无效或对检验质量产生不良影响。

环境条件的变化可能影响检验质量的场所，应有措施控制、监测并记录环境条件的变化情况，诸如洁净度、温度、湿度、尘埃粒子、电磁干扰、电源、电压、噪声、震动、海拔、大气压强、雷电、有害气体等影响。当环境条件不符合检验要求或可能影响检验质量时应停止检验。

4.2.4 公共设施

公共设施的设计必须符合国家有关方针政策，执行现行国家标准、规范的有关规定。厂房内固定管线应有表明内容物及流向的醒目标志。

4.2.4.1 空气净化设施

洁净区内温度、湿度、新鲜空气量、压差等环境参数的控制应符合下列要求：

（1）生产过程、物料暂存过程中的温湿度环境要满足原辅料和产品的贮存条件要求。应通过稳定性试验对贮存条件和贮存期限进行考察和确定，为生产过程中的物料贮存带入药品的质量风险提供充足的数据支持。

（2）洁净区内应保持一定的新鲜空气量，非单向流洁净区为总送风量的10%～30%，单向流洁净区为总送风量的2%～4%；补偿室内排风和保持室内正压值所需的新鲜空气量；保证室内每人每小时的新鲜空气量不小于$40m^3$。

（3）洁净区的空气必须维持一定的正压，洁净区与非洁净区之间、不同级别洁净区之间的压差应当不低于10帕斯卡（Pa），并应装有指示压差的装置。

下列工序或设备的空气净化系统的空气，如经处理仍不能避免交叉污染时，则不应循环使用：

（1）固体物料的粉碎、称量、配料、混合、制粒、压片、包衣、充填等工序。

（2）固体制剂的颗粒、成品干燥设备。

(3) 工艺过程中产生大量有害物质、挥发性气体的生产工序。

洁净区的排风系统，应有下列措施：

(1) 防止室外气体倒灌措施。

(2) 排放含有易燃、易爆物质气体的局部排风系统，应有防火、防爆措施。

(3) 送风、回风和排风的启闭应联锁。系统的开启程序为先开送风机，再开回风机和排风机。系统关闭时联锁程序则反之。

人员净化用室内的换鞋间、更衣室、盥洗室、气锁间，应送入与洁净区空气过滤系统相同的洁净空气。换气次数由外向里逐步增加，但可低于洁净区的换气次数。

洁净区内有局部排风装置或需要排风的工艺设备时，其位置应设在工作区气流的下风侧。室内有高热设备时，应有减少热气流对气流组织影响的措施。产生污染的工艺设备附近应有回风口。余压阀宜设在洁净空气的下风侧。

在设置空气净化系统的风管和附件时，风管断面尺寸应考虑对内壁的清洁处理，宜在适当位置设清扫口。风管应采用不易脱落颗粒、不锈蚀、耐消毒的材料。风管及其保温、消声材料及粘结剂应采用阻燃材料，燃烧时不应产生窒息性气体。

净化空气调节系统的新风管、回风总管，应设密闭调节阀。送风机的吸入口处和需要调节风量处，应设调节阀。洁净区内的排风系统，应设置调节阀、止回阀或密闭阀。总风管穿过楼板处和风管穿过防火墙处，必须设置防火阀。

洁净区的气流组织和送风量应有明确规定，换气次数的确定应根据热平衡和风量平衡计算加以验证。

在中效和高效空气过滤器前后，应设置测压孔。在新风管和送回风总管以及需要调节风量的支管上，应设置风量测定孔。

4.2.4.2 工艺管道及给排水系统、电气、照明

管道材料应根据所输送物料的理化性质和使用情况来选用，采用的材料应保证满足工艺要求，使用可靠，不吸附和不污染杂质，方便施工和维护。引入洁净区的明管材料宜采用不锈钢。管道的连接，如工艺用水等，应采用内外表面都比较光洁的管道自动焊接，例如：纯化水管道应采用氩弧焊；少用卡箍连接，不得使用螺纹连接，以避免产生死角；尽量选用隔膜阀，不得选用球阀。对于保温材料、密封材料、过滤材料、垫圈垫片等，要求无毒、不污染，而且不能对药品、环境带来影响，保温层必须平整、光洁，不得有颗粒性物质脱落，宜有不锈钢等材料紧密包裹，不外露。

洁净区各类工艺管道（工艺用水、工艺物料、给水排水等管道）的一般要求如下：

(1) 工艺管道的干管宜敷设在技术夹层中，需要拆洗、消毒的管道宜明敷。

(2) 在满足工艺要求的前提下，工艺管道应尽量缩短。

(3) 与本洁净区无关的管道不宜穿越洁净区。

(4) 输送有毒、易燃、有腐蚀性介质的管道应根据介质的理化性质，严格控制物产的流速。

洁净区的排水设计既要考虑防止室外排水管道中有害气体、臭气、有害虫类进入

洁净区，又要为污水处理和综合利用提供便利条件。

洁净区给水设计应根据工艺要求选择工艺用水，工艺用水的分配、输送管道的设计和安装应避免出现死角和盲管，防止微生物的滋生和污染。

电气、照明的设计和安装必须考虑对工艺、设备甚至产品的变动的灵活性，便于维修，且保持厂房的地面、墙面、灯具的整体性和易清洁性。

4.2.4.3 工艺气体

气体应检验其纯度，不得对正常生产产生不良影响。

贮存气体的储罐的体积大小必须适合气体产量规模的需要，且由合适的材料制成，不与气体起反应。用来运送气体的系统不允许与可能污染气体的其他任何系统相连接。

直接接触药品的工艺气体应尽量在使用点安装末端过滤器，并进行日常监测，做好记录并定期验证。

气体过滤器更换前、更换后的完整性测试。

气体过滤器的更换周期的确认。

应根据生产工艺的要求对工艺气体进行检测，主要检测项目包括悬浮粒子测试、微生物测试、油分、露点测试等。

4.3 检查要点

4.3.1 设施维护与保养的检查要点

是否制订厂房的使用维护标准操作程序，至少包括以下内容：

（1）厂房设施检查周期及检查负责人员，对厂房设施进行专人定期检查。

（2）制订维修计划，确定维修人员。

（3）填写维修记录，对维修结果及时进行验收。

洁净区环境应该保持密闭，对于出现的破损及时进行维护。对照明设施损坏部分及时进行更换保证主要操作间照度在300lx。对空调系统、压缩空气系统进行定期验证和维护，保证公用系统的正常运行。

4.3.2 生产区检查要点

4.3.2.1 环境监测

是否按规定程序对环境进行监测并保存相关记录。

采样点的选取是否有代表性。采样点的布置一般力求均匀，避免采样点在某局部区域过于集中，某局部区域过于稀疏，但是对于微生物存在可能性较高的地方可适当增加取样点，如回风口附近、地漏附近等。应保存采样点考察及布置的相关资料和记录。

洁净区级别是否定期再确认，D级区的再确认周期一般为12个月。在洁净级别确认时，应使用采样管较短的便携式尘埃粒子计数器，避免$\geq 5.0\mu m$悬浮粒子在远程采样系统的长采样管中沉降造成的确认误差风险。

4.3.2.2 与特殊药品共线生产

是否存在 TB-FDC 制剂产品与激素类、抗肿瘤类制剂产品共线生产的情况，对共线生产情况是否采取了有效的防护、清洁措施并进行必要的验证。在制订有效的防护措施时应注意考虑：

（1）对共线设备、车间、空调净化系统、洁净服进行清洁时，应结合产品的理化性质考虑采取合适的清洗剂和消毒剂，并通过清洁验证确定清洗剂和消毒剂的用量以及清洗、消毒程序。

（2）应通过清洁验证，证实清洗方法的有效性、清洗效果的可重复性，以有效防止污染和交叉污染。

（3）考察清洁后活性物质残留时，应综合考虑抗肿瘤药、激素类药在所有涉及的共用设备上的残留物的性质制订残留物限度、取样方法和取样位置、检验方法及灵敏度以及相应的取样回收率，评估其残留物对 TB-FDC 制剂的影响，尤其是安全性方面的影响。

4.3.3 仓储区检查要点

仓储条件是否满足原辅料、中间产品、待包装产品及成品的贮存要求，特别需要注意对温湿度、光照有特殊要求的物料。

4.3.4 质量控制区检查要点

4.3.4.1 微生物检测实验室的设置

是否对微生物限度检查、抗生素微生物检定及阳性对照的实验室分开设置。上述实验室的人流和物流通道应符合要求。阳性对照实验室应保持相对负压，空气净化系统不设回风（直排风）。

以上各实验室是否建立定期消毒制度、消毒液的使用及定期更换制度、紫外灯使用等制度，是否有相应记录。应控制非实验室人员进入该类实验室。

4.3.4.2 检验仪器放置环境

检验仪器放置环境应特别关注检测实验是否有特殊的环境要求，例如温湿度、避光等；以及检验仪器本身是否对放置环境有特殊要求，例如放置环境湿度等。一般情况下，应根据检验仪器的放置以及实验条件要求来选取放置环境，确保环境对检验仪器的放置、长期使用以及实验操作、结果无不利影响。

利福平、异烟肼、吡嗪酰胺原料药检验均需要进行红外光吸收鉴别，应对红外分光光度计的使用环境进行现场确认，红外实验室的室温应控制在 15～30℃，相对湿度应小于 65%，适当通风换气，以避免积聚过量的二氧化碳和有机溶剂蒸气。

4.3.5 空气净化设施检查要点

是否按生产工艺要求对空气净化系统进行控制和必要的监测，空气净化系统的设置和管理是否符合要求，主要包括以下内容：

（1）是否保存空气净化系统布局图，包括洁净区布局平面图、送回排风布局平面图等，应当标注出房间的洁净级别、相邻房间的压差，并且能指示房间所进行的生产活动。

（2）是否通过验证确定适宜的空调运行形式（24小时运转、值班风机、停机后自净）。

（3）是否有相关文件说明空调净化系统的工作原理、设计标准和运行情况，如进风、温度、湿度、压差、换气次数、回风利用率等。

（4）是否有相关文件对过滤器的选择和使用情况进行明确说明，对所选取的过滤器型号及分布情况进行明确规定。

（5）是否有相关文件对空气净化系统监测进行明确规定并执行，是否保存监测点分布图以及相关监测记录。

5 设 备

5.1 概述

设备在设计、安装、维护、使用和清洁过程中应当保证能够按照设计的工艺生产出符合预定用途和质量的产品，并保证在生产过程中尽可能降低产生差错、混淆、污染和交叉污染的风险。

设备的设计和选型要与生产规模及批生产量相适应，主要设备的能力应与水、电、气、冷等公用工程系统相配套。设备的结构要简单，需要清洗和灭菌的零部件应易于拆装，不便拆装的设备要设清洗口。设备表面应光滑，易清洁，与物料直接接触的设备表面应光洁、平整、耐腐蚀、易清洗、消毒，以减少藏污纳垢的死角。

所有与设备有关的活动，如清洁、维护、维修、使用等，都应有相对应的文件和记录，所有活动都应由经过培训合格的人员进行。每次使用后应及时填写设备相关记录和设备运行日志，设备使用或停用时状态应显著标示。

5.2 基本要求

5.2.1 设计和安装

洁净室设备的设计、选型应符合以下要求：

（1）结构简单，外表面光洁，易清洁；便于操作，造型美观；装有物料的设备应尽量密闭，避免敞口。与物料接触的内壁应光滑、平整，避免死角，易清洗，耐腐蚀。

（2）材质：凡与药物及腐蚀性介质接触的及潮湿环境下工作的设备均应选用低含碳量的不锈钢材料、钛及钛复合材料或铁基涂覆耐腐蚀、耐热、耐磨等涂层的材料制造。不锈钢材料以 316L 为最佳，304 不锈钢可用在次要场合。

（3）设备的传动部位要密封良好，防止润滑油、冷却剂等泄露时对药品的污染。

（4）洁净室内设备保温层表面应平整、光洁、不得有颗粒性物质脱落。

（5）对生产中发尘量大的工序设备，如粉碎、过筛、混合、制粒、干燥、压片、包衣等，应选用自身带有捕尘、吸粉装置设备。尾气排放宜设过滤和防止空气倒灌的过滤装置。

（6）设备所用的润滑剂、冷却剂等不得对药品或容器造成污染，关键设备尽可能不用或者少用润滑剂，可以采用无油润滑方式进行润滑，或者选用磁力搅拌等搅拌混合方式。如确实需要，应采取有效措施避免泄漏污染药品或者容器，应尽可能采用食用级或级别相当的润滑剂，如使用的润滑剂没有明确标明符合食用级要求，企业应进行评估以证明其与食用级相当。

应将口服固体制剂的生产设备设计成为能产生最少量的粉尘并能最大限度地抑制粉尘。制药企业应根据所生产品种的工艺针对性地制定用户需求标准（user requirement specification，URS）。

设备应按工艺流程合理布局，使物料按同一方向顺序流动，避免重复往返。设备安装在跨越不同洁净度级别的房间或墙面时，除考虑固定外，还应采用可密封隔断装置。设备安装应考虑到易于清洁及保持生产过程中的清洁卫生。一般设备应安装在净化送风的上气流侧，粉尘大的工序的设备应安装在厂房除尘罩下方并远离净化送风口。设备应按规定程序安装，调试验收，合格后，方可正式验收。常用固体设备安全设计的考虑如表 5-1 所示。

表 5-1 常见固体设备安全设计的考虑

湿法制粒机	能够避免物料进入搅拌或者切刀搅拌轴中，避免物料进入轴承后引起设备过热或者摩擦产生火花，当物料浓度过高时容易发生危险
流化床	干燥过程容易产生静电，需要有接地装置及时将静电导走，特别使用有机溶剂制粒后干燥时如果静电产生火花就有可能有爆炸的危险
粉碎机	粉碎过程一般摩擦时有较多能量释放出来，例如发热或者产生火花，可能会引发部分物料爆炸，建议设计时设备，应考虑能及时将这种能量转移出去，以避免这种危险的发生
包衣机	当易燃有机溶剂在包衣中使用时应评估其安全性，设计设备时采用防爆设计方式，防爆设计范围应包括包衣设备本身、包衣液供应部分和人员操作的部分

5.2.2 维护和维修

应定期对设备与工具进行维护保养，防止故障与污染，以免影响药品的安全性、均一性、效价或含量、质量或纯度。应有专人负责设备的管理工作，制定设备的预防性维护操作的书面规程并执行，所有设备、仪器仪表、衡器必须登记造册，建立必要的台账以及维护和维修档案，内容应包括设备名称、型号、编码、维护和维修具体内容、日期、责任人等基本信息。维护后应及时对设备进行清洁，保证再次使用时不会对产品质量造成影响。设备的维护和维修不得影响产品质量。经改造或重大维修的设备应进行再确认，符合要求后方可用于生产。

5.2.3 使用和清洁

主要生产和检验设备都应有明确的操作规程，并确保生产设备应在确认的参数范围内使用。

应对设备与工具进行清洁，并且根据药品的性质进行消毒，防止污染，以免影响药品的安全性、均一性、效价或含量、质量或纯度。设备的清洗方法必须经过验证，验证通过后制订合适的清洗方法，并形成书面的 SOP。所有设备的清洗均应严格按照 SOP 进行清洗。设备最好采用在线清洗（cleaning in place，CIP）的方式进行清洗，避免藏污纳垢，使上批次生产的药品残留物能够得到彻底清洗，不残留到下一批次或者另一品种的药品当中，同时避免滋生生物膜等污染源，从而保证药品安全。

清洁操作规程中应对清洁剂的名称和配制方法、保护已清洁设备在使用前免受污染的方法、已清洁设备最长的保存时限等进行规定。

用于药品生产或检验的设备和仪器，应有使用日志；生产设备应有明显的状态标识，标明设备编号和内容物（如名称、规格、批号）；主要固定管道应标明内容物名称和流向；没有内容物的应标明清洁状态。

不合格的设备如有可能应搬出生产和质量控制区，未搬出前，应有醒目的状态标识。

5.2.4 校准

所有生产和检验设备的仪器、仪表都应该按照指定的计划进行校准，并进行记录，保证在药品 GMP 条件下使用的设备都在校验有效期内。

每隔一个适当的时间段后，按照已经确立的书面方案，对仪器、装置、测量仪以及记录设备进行校准。书面方案中应该包括具体的指导说明、时间要求、准确度和精密度的界限、以及准确度和/或精密度不符的改正措施。不符合既定规格标准的仪器、装置、测量仪及记录设备不应被使用。

5.2.5 制药用水

药品生产用水应适合其用途，应至少采用饮用水作为制药用水。饮用水应符合国家相关质量标准，纯化水应符合《中华人民共和国药典》的质量标准。水处理设备及输送系统的设计、安装和维护应能确保制药用水达到设定的质量标准。水处理设备的运行不得超出其设计能力。纯化水系统的运行须考虑到管道分配系统的定期清洁和消毒。

应对制药用水及原水水质进行定期检测，并有相应的记录；同时，制水系统的日常管理应包括运行和维修，它对验证及正常使用关系极大，所以应建立监控和预修计划，以确保水系统的运行始终处于受控状态。

5.2.5.1 饮用水的制备和使用要求：

（1）自然水或水池的水只需要简单处理即可直接形成饮用水。典型的处理包括软化、去离子、去除微粒、控制微生物。

（2）若饮用水直接用于药品生产控制的某些阶段，或用作生产较高质量的制药用水，应在使用点定期检验以确认其质量符合饮用水的标准。

（3）饮用水一般用于制备纯化水的水源，非无菌制剂内包装的初洗和设备容器的初洗。饮用水不得用于制剂生产。

5.2.5.2 纯化水的制备、储存和分配要求：

（1）纯化水可通过蒸馏法、离子交换法、反渗透法或其他适宜方法制得（采用离子交换法、反渗透法、超滤法等非热处理制备的纯化水一般称为去离子水。采用特殊设计的蒸馏器用蒸馏法制备的纯化水一般又称蒸馏水）。

（2）纯化水系统的设计及建造必须考虑到原水的水质、原水中常见污染物的特点及对生产的影响。常用的纯化技术有混凝、过滤、活性炭吸附、软化、离子交换、反渗透等。

（3）纯化水的储罐和输送管道所用的材料应无毒、耐腐蚀，储罐的通气口应安装不脱落纤维的疏水性除菌滤器，管道的设计和安装应避免死角、盲管。

（4）纯化水的贮存和分配系统的配置应避免水被二次污染，应采用在线或离线监测的方式，以保证其持续稳定地符合预期用途要求。

5.3 检查要点

5.3.1 生产设备能力

实际生产能力（产品数量）必须与相应的生产设备能力相匹配，现场检查时可以通过对批生产记录上批量的检查来核实企业是否存在实际产量超出生产设备能力的情况，也可以通过阶段性制剂生产与设备维护等综合情况来考察是否存在产量超出生产能力的严重情况。

5.3.2 设备维护和维修

是否制订了设备维护和维修操作规程并按规定执行，是否保存了设备维护和维修记录和设备档案。

5.3.3 使用和清洁

是否制订了设备使用与清洁管理规程并按规定执行，是否保存了设备使用和清洁记录，记录内容主要包括设备名称、型号、用途、使用日期、清洁日期以及责任人等信息。

是否通过验证制订了设备清洁有效期，对超过清洁有效期的设备是否在使用前进行了再次清洁，并保存相关记录。

5.3.4 设备标识与校准

生产设备是否具有与实际情况一致的状态标识，例如"运行""清洁待用""停用"等。清洁后的设备是否具有包含清洁有效期在内的明确状态标识。

生产和检验用衡器、量具、仪表、记录和控制设备以及仪器是否符合生产需要并定期进行校准，校准合格的应在明显位置贴附校准合格证，校准不合格的设备及仪器是否进行了必要的维修、维护或淘汰。特别应注意生产和检验中所用精密天平的精度是否满足生产和检验的要求。

5.3.5 制水系统

若采用树脂混合床设置，应在树脂混合床的入口和出口处同时安装电导率仪来监控其运行情况，并对微生物水平进行监测，同时通过确认制定树脂的再生与替换的合理时间间隔。

制水系统中若采用活性炭过滤装置或软化器，是否对活性炭过滤器配置了消毒设施，是否定期对活性炭过滤器进行消毒处理，降低活性炭过滤器上流侧的生物负荷，降低工艺用水不符合质量要求的风险。

是否对纯化水处理设备和系统管道制定防止污染措施和定期消毒处理，使其降低生物负荷或恢复至原有生物负荷水平。例如，系统应不存留不流动死水段，全部设备单元都应该具有能够将系统内部余水放空的能力，系统外部的水也不会倒流回系统而产生污染。

纯化水分配回路的设置是否确保贮罐的顶部空间能够有效地被水流浸湿，防止区域内小水滴和空气在此接触并导致微生物繁殖，可以使用喷淋球或布水分配器，贮罐内喷淋球的设置应该避免形成能藏匿微生物的死角。如果在贮罐上设置了安全阀和防爆膜以保护其免受过高压力，这些装置应达到卫生标准。

贮罐上的呼吸过滤器应是疏水性的，能够有效截留细菌，能进行在线或离线的完整性检测。为了防止因过滤器内水的冷凝而引起过滤器堵塞或微生物生长而污染贮罐，呼吸过滤器应使用加热方式，以保证滤器装置能保持高于罐内水温 10℃ 以上，即呼吸过滤器应始终保持非冷凝状态。通常，呼吸过滤器安装在具有电加热外壳功能的非冷凝外壳里。呼吸过滤器每年至少更换一次或按验证/确认试验中得到的间隔时间进行更换。

在纯化水系统维护方面，部分企业纯化水制水系统在生产结束后即停止系统的运行，下次生产需要工艺用水时再开启制水系统，对水系统停止运行后管路中残存的工艺用水是否采取了适宜的控制措施。防止残存水在系统停止运行后不再参与循环，以免滋生微生物，进而产生极难清除的生物膜，而导致产品存在较高的微生物超标的质量风险。

6 物料与产品

6.1 概述

企业应当建立操作规程,对物料和产品实施有效控制,确保其正确接收、贮存、发放、使用和发运,防止污染、交叉污染、混淆和差错。

6.2 基本要求

6.2.1 药品生产所用的原辅料、包装材料应当符合相应的质量标准。

6.2.2 应当建立相应操作规程,确保物料和产品的正确接收、贮存、发放、使用和发运。

6.2.3 物料供应商的确定及变更应当进行质量评估,并经质量管理部门批准后方可采购。

6.2.4 物料和产品的运输应当能够满足其保证质量的要求。

6.2.5 所有到货物料均应当检查验收,并有记录。

6.2.6 物料与产品在其贮存和使用过程中,有序分批贮存,并有适当的标识,标明必要信息和质量状态。

6.2.7 物料和产品的发放及发运应当遵循先进先出和近效期先出的原则。

6.2.8 印刷包装材料印制的内容应与药品监督管理部门核准的一致。

6.2.9 印刷包装材料的版本变更时,应当采取措施,确保产品所用印刷包装材料的版本正确无误。

6.2.10 印刷包装材料应在专门、受控区域存放,由专人保管和发放。

6.2.11 不合格的物料与产品等应有清晰醒目的标志,隔离存放。

6.2.12 对返工或产品回收,要充分评估质量风险,并考虑进行额外相关项目的检验和稳定性考察。

6.2.13 应当建立药品退货的操作规程,并对退货进行充分质量评估。

6.3 检查要点

6.3.1 是否建立物料和产品的操作规程,以确保物料和产品的正确接收、贮存、发放、使用和发运,防止污染、交叉污染、混淆和差错。

6.3.2 药品生产所用的原辅料、与药品直接接触的包装材料是否符合相应的质量标准。药品上直接印字所用油墨是否符合食用标准的要求。

6.3.3 进口原辅料是否符合国家相关的进口管理规定。

6.3.4 物料供应商的确定及变更是否进行质量评估，并得到质量管理部门的批准。

6.3.5 物料和产品的运输是否能够满足其保证质量的要求，对运输有特殊要求的，运输条件是否予以确认并有记录。

6.3.6 物料验收

6.3.6.1 所有到货物料是否经过检查，以确保与订单一致，并确认供应商已经质量管理部门批准。

6.3.6.2 物料的外包装标签是否完整，是否注明品名、批号、企业名称等相关信息。

6.3.6.3 是否对外包装完整性进行检查并有记录。发现外包装损坏或其他可能影响物料质量的问题，是否向质量管理部门报告并进行调查和记录。是否进行必要的清洁。

每次接收记录是否包括以下内容：

（1）交货单和包装容器上所注物料的名称。
（2）企业内部所用物料名称和（或）代码。
（3）接收日期。
（4）供应商和生产商（如不同）的名称。
（5）供应商和生产商（如不同）标识的批号。
（6）接收总量和包装容器数量。
（7）接收后企业指定的批号或流水号。
（8）有关说明（如包装状况）。

6.3.7 物料接收和成品生产后是否及时按照待验管理，直至放行。

6.3.8 物料和产品是否根据其性质有序分批贮存和周转。

6.3.9 物料和产品的发放及发运是否符合先进先出和近效期先出的原则。

6.3.10 使用计算机化仓储管理的，是否建立相应的操作规程，防止因系统故障、停机等特殊情况而造成物料和产品的混淆和差错。计算机系统是否经过验证。

6.3.11 原辅料

6.3.11.1 是否制订相应的操作规程，采取核对或检验等适当措施，确认每一包装内的原辅料正确无误。

6.3.11.2 一次接收数个批次的物料，是否按批取样、检验、放行。

6.3.11.3 仓储区内的原辅料是否有适当的标识，并至少标明以下内容：

（1）物料名称和企业内部的物料代码。
（2）接收时设定的批号。
（3）物料质量状态（如待验、合格、不合格、已取样）。
（4）有效期或复验期。

6.3.11.4 原辅料是否在有效期或复验期内贮存和使用。超过复验期的原辅料在使用前是否进行复验并符合要求。贮存期内，如发现对质量有不良影响的特殊情况，是否及时进行复验。

6.3.11.5 原辅料放行前是否得到质量管理部门的批准。

6.3.11.6 配料称量时是否核对物料品名、批号等相关信息，是否精确称量或计量。

6.3.11.7 配制称量的每一物料及其重量或体积是否由他人独立进行复核，是否有复核记录。

6.3.11.8 用于同一批药品生产的所有配料是否集中存放，并做好标识。

6.3.12 中间产品和待包装产品

6.3.12.1 中间产品和待包装产品是否在规定的条件下贮存。

6.3.12.2 中间产品和待包装产品是否有明确的标识，并至少标明下述内容：

（1）产品名称和企业内部的产品代码。

（2）产品批号。

（3）数量或重量（如毛重、净重等）。

（4）生产工序（必要时）。

（5）产品质量状态（必要时，如待验、合格、不合格、已取样）。

6.3.13 包装材料

6.3.13.1 包装材料是否由专人按照操作规程发放，并采取措施避免混淆和差错，确保用于药品生产的包装材料正确无误。

6.3.13.2 是否建立印刷包装材料设计、审核、批准的操作规程。印刷包装材料印制的内容是否与药品监督管理部门核准的一致。是否保存经签字批准的印刷包装材料原版实样。

6.3.13.3 印刷包装材料的版本变更时，是否按照规定的程序实施变更。是否收回作废的旧版印刷模版并予以销毁。

6.3.13.4 印刷包装材料是否设置专门区域存放，未经批准人员不得进入。切割式标签或其他散装印刷包装材料是否分别置于密闭容器内储运，以防止混淆。

6.3.13.5 印刷包装材料是否由专人负责保管，并按照操作规程和需求量发放。

6.3.13.6 每批或每次发放的与药品直接接触的包装材料或印刷包装材料，是否都有识别标志并标明所用产品的名称和批号。

6.3.13.7 过期或废弃的印刷包装材料是否予以销毁，是否有销毁记录。

6.3.14 成品

6.3.14.1 成品放行前是否待验贮存。

6.3.14.2 成品的贮存条件是否符合药品注册批准的要求。

6.3.15 不合格品

6.3.15.1 不合格的物料、中间产品、待包装产品和成品的每个包装容器上是否均有清晰醒目的标志。是否在隔离区内妥善保存。

6.3.15.2 不合格的物料、中间产品、待包装产品和成品的处理是否经质量管理负责人批准,并有记录。

6.3.15.3 对于不合格物料,是否将不合格情况反馈给供应商,供应商是否对不合格情况进行了调查与整改。

6.3.16 返工

6.3.16.1 返工是否经过质量风险评估。

6.3.16.2 返工是否按照经批准的操作规程进行,并有相应记录。

6.3.16.3 必要时,返工后的产品是否进行额外相关项目的检验或稳定性考察。

6.3.17 退货

6.3.17.1 是否建立药品退货的操作规程,并有相应的记录,内容是否包括:产品名称、批号、规格、数量、退货单位及地址、退货原因及日期、最终处理意见等。

6.3.17.2 同一产品同一批号不同渠道的退货是否分别记录、存放和处理。

6.3.17.3 是否有经过批准的退货管理规程,对退货的接收、存放、评审与处置进行规定。

6.3.17.4 退货评审考虑的内容是否包括药品的性质、所需的贮存条件、药品的现状、历史,以及发运与退货之间的间隔时间等因素。

6.3.17.5 不符合贮存和运输要求的退货,是否在质量管理部门监督下予以销毁。

6.3.17.6 退货是否有重新包装、重新发运销售的情况。是否经质量管理部门评价并批准。

6.3.17.7 退货处理的过程和结果是否有相应记录。

7 确认与验证

7.1 概述

确认与验证是指药品生产企业在新药研发、药品生产和质量控制中所用的厂房、设施、设备、检验仪器、原辅材料、生产工艺、操作规程和检验方法以及其他有关的活动或系统,确实能达到预期目的的有文件证明的一系列活动。

7.2 基本要求

7.2.1 企业的厂房、设施、设备和检验仪器应经过确认或验证。

7.2.2 应采用经过验证的生产工艺、操作规程和检验方法进行生产、操作和检验,并保持持续的验证状态。

7.2.3 验证状态保持的主要手段有:
（1）预防性维护保养（设备）
（2）校验（计量器具、仪器、设备）
（3）变更控制（质量保证）
（4）生产过程控制（物料采购、生产管理、质量检验）
（5）产品年度回顾（质量保证）
（6）再验证管理（质量保证、验证管理）

7.2.4 厂房、辅助设施、设备的确认与验证一般需要按照以下的流程来进行:URS-FDS-DQ-FAT-SAT-IQ-OQ-PQ（图7-1）。在验证过程中需要运用风险评估,并进行偏差管理和变更控制。

URS = users requirement specification,用户需求标准,是公司在满足法律法规的前提下新增或者更新改造设备、设施、公用系统、计量仪表以满足公司生产质量要求而向供应商提出的需求标准。用户需求标准是用户进行DQ、IQ、OQ、PQ的基础性文件;

FDS = factory design specification,供应商设计标准;

DQ = design qualification,设计确认,DQ的主要目的有2个,一是确认是否符合URS,二是确认是否符合GMP要求。用户通过与供应商更进一步的技术交流,确认其通过哪些功能、标准配置来满足用户提出的设备、设施、公用系统、仪器仪表等的用户需求标准;

FAT = factory acceptance test,工厂验收测试就是在设备制造加工厂对照URS

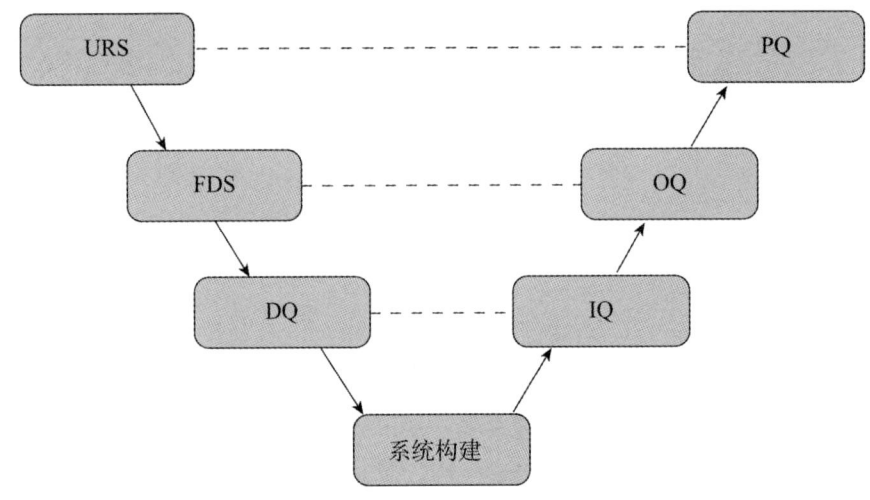

图 7-1 设备确认与验证的流程

及 DQ 文件对设备进行逐项验收。FAT 可以让用户在设备的制造厂进行详细的测试，作为设备确认的支持性文件保存；

SAT = site acceptance testing，现场验收测试就是设备在用户处安装完毕后，对照设备合同技术条款逐项进行验收，确认设备运行是否达到合同规定的技术指标；

IQ = installation qualification，安装确认，安装时在用户处进行。它提供文件证明用户安装环境所有的规格及参数完全符合制造商的描述和安全要求。IQ 主要是通过检查、校验等方式，用文件的形式证明设备的安装是按照安装规范及生产工艺的要求完成的；

OQ = operation qualification，运行确认，是在完成设备安装确认后，要根据草拟的设备操作 SOP，对设备的每一部分及整体进行足够的空载试验、负载试验。通过试验考察设备操作 SOP 草案的适用性、设备运行参数的波动情况、仪表的可靠性，以确保该设备能在要求范围内准确运行并达到规定的技术指标；

PQ = performance qualification，性能确认，初步确定设备的适用性，可以用空白料进行试车，以初步确定设备的适用性，或者与产品的工艺验证同步进行。

7.2.5 工艺验证应证明生产工艺在规定的工艺参数下能持续有效地生产出符合规定的要求和质量标准的产品。

7.2.6 当影响产品质量的主要因素，如原辅料、与药品直接接触的包装材料、生产设备、生产环境（或厂房）、生产工艺、检验方法及其他因素发生变更时，应进行确认与验证。必要时，还应经过药品监督管理部门的批准。

7.2.7 清洁方法应经过验证，证实其清洁效果，以有效防止污染和交叉污染。

7.2.8 关键的设备、生产工艺和操作规程应定期进行再验证，确保其达到预期的结果。

7.3 检查要点

7.3.1 企业应制订验证总计划
(1) 验证组织机构及各部门的职责
(2) 所有验证对象（验证项目）
(3) 建立验证小组
(4) 列出工作时间表

7.3.2 根据验证对象制订详细的验证方案，并组织实施
(1) 验证的目的
(2) 实施验证的前提条件
(3) 验证的方法或程序
(4) 取样方法和检测方法、合格标准
(5) 生产过程使用的检测设备的校准
(6) 验证项目的批准，可注明再验证的周期
(7) 验证报告

7.3.3 验证文件应包括验证方案、验证报告、评价和建议、批准人等
(1) 验证过程中的数据应完整，并对数据进行分析
(2) 每个验证项目的阶段验证工作完成后，应有小结、评价
(3) 完成验证全部工作后，对验证实施过程及结果应进行总结、评价与分析
(4) 验证报告中，应有对验证项目批准，并提出以后使用过程中应注意问题的建议
(5) 验证资料归档应齐全、规范

7.3.4 生产一定周期后，应进行再验证
(1) 验证管理文件中应包括再验证的管理规定
(2) 对各系统再验证的周期应有明确规定，并按规定周期进行再验证
(3) 应对生产过程中已产生变化或可能产生的变化进行再验证
(4) 工艺回顾性验证中，选择的生产批次及批量应具有代表性

7.3.5 验证后是否建立了日常监控计划。

7.3.6 厂房及空调净化系统（HVAC）

7.3.6.1 按 HVAC 验证计划检查安装确认（IQ）、运行确认（OQ）、性能确认（PQ）和记录，检查压差表校准记录。

7.3.6.2 检查厂房验证方案、验证报告，空气净化系统初效、中效、高效过滤器材质等级，送、回风系统管路图，平面布置图是否显示压差表安装位置、气流方向，生产区域温、湿度要求，洁净区主要厂房换气次数的设计与实测结果，验证后是否建立洁净区厂房环境监控计划。

7.3.6.3 产尘工序（原辅料称量室、制粒室、压片室等），是否有捕尘处理设施，以避免交叉污染的发生；操作室是否保持相对负压；其空气净化系统是否利用了

回风，回风不宜与新风管相接，防止室外空气进入洁净室，造成污染。

7.3.6.4 空调系统的出风、回风是否有连续监测记录。

7.3.6.5 是否制订了相关 SOP，规定洁净室的空调系统如果关机，重新开机后，经过哪些程序才能达到 D 级标准要求，可以进行正常生产。

7.3.7 工艺用水系统

7.3.7.1 用于制造纯化水的原水应符合国家饮用水标准。由于季节性差异和其他外在因素，可能会引起原水水质的波动，检查原水水质定期测试报告。

7.3.7.2 检查纯化水系统安装确认（IQ），贮罐和管道的材质证明；系统管道有无盲管，是否采用了隔膜阀，避免死水残留；贮罐呼吸器是否采用电加热系统，滤芯材质和孔径；管道的安装有无倾斜度，储罐输送泵的位置是否为系统最低点，以利系统清洁消毒处理时，水的排空；在原水入口、砂滤器后、碳滤器后、输送泵前后等各程序后是否都设置了取样口，以供验证及质量调查时取样用。

7.3.7.3 纯化水管道每个焊点是否有编号，企业应能证明每个焊点管道内部光滑平整，纯化水输送管道是否经钝化处理。

7.3.7.4 纯化水系统若带有紫外线和臭氧杀菌功能，应对其杀菌效果进行评估，对紫外线的维护要建立详细的书面程序，对臭氧的残留量要进行检测监控。

7.3.7.5 检查运行确认（OQ）、性能确认（PQ）记录，验证期间纯化水使用回路的微生物监测结果，贮罐呼吸器的完好性检测以及滤芯更换周期有无文件规定；如何对贮罐及管路进行清洁和消毒，采用的方法、频率和实际效果的评价。

7.3.7.6 纯化水系统的流速有无进行检测，是否控制雷诺兹数 Re 不低于 5000，以防止生物膜的生长；机械过滤器滤料材料，更换周期，需要进行反冲清洗的依据；活性炭过滤器的清洗消毒周期，更换周期，去氯的效果如何监测，保安过滤器的材质、类型、孔径，进入反渗透装置前的水温控制。

7.3.7.7 是否制订了相关 SOP，规定纯化水系统如果关机停用，重新开机后，经过哪些程序才能使系统投入正常使用。

7.3.7.8 纯化水系统验证完成后，是否建立了系统操作规程及监控计划，包括制水工艺流程图、各功能段设置、使用管路、取样点位置及编号、各段水质控制标准、警戒限度及纠偏限度、监控频率。

7.3.8 生产工艺验证

（1）在工艺验证中应对关键工艺参数进行监测并以正式记录形式存放在验证文件中。

（2）检查产品验证的完整记录，看工艺运行是否稳定，特别要看生产过程中出现的偏差及处理意见。

（3）主要原辅料供应商变更时，应按变更管理规程进行验证。必要时，查进货验收记录。

（4）抽查工艺规程，看工艺改变时，有无变更的验证依据和记录。

7.3.8.1 混合工艺验证

(1) 混合的均匀性是产品质量的关键。

(2) 取样点：根据混合容器的构造，设计的取样点必须有代表性，一般取样 6～10 个点。

(3) 取样量：1～3 倍单位剂量，每个点重复取样 3 份。

(4) 如果存在卸料过程，评估卸料过程中物料是否分层。

(5) 评估项目：含量、均匀度、水分。

7.3.8.2 颗粒的存放周期验证

(1) 验证方法：取验证批的一部分物料，把物料置于车间存放一定的周期。

(2) 验证项目：颗粒的形状、水分、含量、有关物质。

(3) 取样位置：颗粒表面下 X 厘米（有代表性的位置）。

(4) 接受标准：颗粒无结块，水分符合要求，含量、有关物质以及均匀度符合要求。

7.3.8.3 压片工艺验证

(1) 验证的目的：确定压片过程的工艺参数。

(2) 关键工艺参数：压片机转速、加料器转速、主压力、预压力。

(3) 验证方法：按验证参数进行压片。

(4) 验证项目：压片的常规检验（外观、片重、片重差异、片厚、硬度、脆碎度）、含量变化、含量均匀度、崩解/溶出、水分等。

(5) 取样计划：确定适当的转速、压力后，根据压片时间设定每隔多长时间取样一次，总共取样多长时间。如批量较大，亦可减少中途取样频率，直至本批结束，但结束前的 15min 须取样一次，以便对照。

(6) 接受标准：应符合企业中间产品控制标准。

(7) 如需包衣，应验证素片是否适合包衣需要。

7.3.8.4 素片的存放周期验证

(1) 验证的目的：确定素片在车间正常条件的存放周期。

(2) 验证方法：取验证批的一部分素片，把素片置于车间暂存间，存放一段时间。

(3) 验证项目：素片的外观、水分、脆碎度、含量、有关物质、崩解、溶出度。

(4) 取样位置：代表性取样。

(5) 接受标准：外观良好，水分、脆碎度、含量、有关物质、崩解、溶出度符合要求。

7.3.8.5 包衣工艺验证

(1) 验证的目的：确定包衣过程的参数。

(2) 关键工艺参数：喷浆速度、片床温度、锅体转速、进风温度、出风温度、雾化压力、锅体负压等。

(3) 验证方法：按设定的参数对片子进行包衣。

（4）验证项目：包衣片外观、包衣增重、崩解或溶出。

（5）接受标准：外观良好，包衣增重符合要求，崩解或溶出符合既定要求。

7.3.8.6 包装的密封性验证

（1）验证的目的：保证该产品的质量在运输及贮存有效期内符合要求。

（2）验证方法及接受标准：每次取一定数量包装好的产品放入渗透检测仪中，在一定的真空压力下，检查有无渗漏。应符合企业中间产品控制标准规定。

7.3.9 清洁验证

7.3.9.1 检查清洁验证的方案：选择的清洁参照物及理由；取样点位置、取样的方法、样品回收方法及回收率；检验方法如不是药典规定的法定方法，应进行方法验证；清洁达到的标准等。

7.3.9.2 设备的清洁程度可用化学或仪器方法测试，普遍接受的限度标准基于以下原则：

7.3.9.2.1 以目检为依据的限度

目测要求不得有可见的残留物，在每次清洗完后都必须进行检查并对检查结果进行记录。

7.3.9.2.2 化学残留可接受限度：

（1）是否考虑到各工序机器设备的残留量合计后，对最小批量的后续批的影响，并评估该清洁规程是否适用；按下述两种方法计算，取较低值。

（2）任何产品不能受到前一品种带来超过其最低日治疗剂量的 1/1000 的污染。

（3）前一品种在下一产品中的残留物数量级别应不超过十万分之一（10ppm）。

7.3.9.2.3 微生物残留可接受限度：

通常微生物限度一般为$<25\sim100CFU/25cm^2$，也可以参考环境中的表面微生物要求。如 C 区为<25CFU/碟（55mm），D 区为<50CFU/碟（55mm）。

7.3.9.2.4 综合考虑生产实际情况，制订微生物污染水平控制限度及设备清洗后到下次生产的最长贮存期限。

7.3.10 其他的验证

（1）生产车间使用的消毒剂有效期和有效性的验证。

（2）依据对培养基促生长试验的验证，制订已开瓶的粉状培养基有效期。

（3）分析仪器（红外光谱仪、紫外分光光度计、高效液相色谱仪等）IQ、OQ、PQ 验证报告书，如果所使用的仪器搬动后，需要重新进行验证。

（4）仓库的温度均匀性要进行验证，找到有代表性的温度监控点。

（5）培养箱、恒温恒湿箱等的 IQ、OQ、PQ 验证报告书，温度分布及校准计划书和结果。

8 文件管理

8.1 概述

文件是质量保证系统的基本要素，企业必须有内容正确的书面质量标准、生产处方和工艺规程、管理和操作规程以及记录等文件，保证批生产和质量控制全过程的记录具有可追溯性。

8.2 基本要求

8.2.1 文件的内容应与药品生产许可、药品注册等相关要求一致，并有助于追溯每批产品的历史情况。

8.2.2 文件系统要涵盖药品生产质量管理过程中的所有要素，执行的每项活动均应有记录。

8.2.3 文件的用词应确切，标准应量化，编号格式应统一。

8.2.4 文件要切实可行，可操作性强，与本规范有关的所有文件应经过质量管理部门的审核。

8.2.5 制订的文件经过审核、批准后，应对相关人员进行培训合格后，才可正式生效。

8.2.6 分发、使用的文件应为批准的现行文本，已撤销和过时的文件除留档备查外，不得在工作现场出现。

8.2.7 记录的发放应有专人负责和发放台账，每页记录上要有编号、复印人签章。

8.2.8 记录填写要及时，内容要真实，准确性应经过核对；尽可能采用生产和检验设备的自动打印记录、图谱和曲线图等，并标明产品或样品的名称、批号和记录设备的信息，操作人应签注姓名和日期。

8.2.9 依据验证和日常监控的结果定期修订文件，达到持续改进的目的。

8.2.10 文件的归档保存要保证产品生产、质量控制和质量保证等活动可以追溯。

8.2.11 备份文件的电子文档，宜转换成加密只读文件格式，并妥善保存，以确保安全。

8.3 检查要点

8.3.1 生产处方、工艺规程、批生产记录是否与药品注册批准的处方工艺相一致。

8.3.2 抽查生产岗位的员工进行提问,并与相关标准操作规程进行比照,然后检查该员工的培训记录,确定是否接受过培训,并对培训的结果进行评价。

8.3.3 查批生产记录,员工工序操作时间是否与该员工的电子考勤记录相符,确认批记录的真实性和可靠性。

8.3.4 检查批生产记录,追溯到所有关键设备的使用记录(日志),确认是否相符。

8.3.5 检查批生产记录上各工序的物料平衡,是否符合相应的可接受标准。

8.3.6 检查批检验记录,打印的图谱是否具有可追溯的关键信息(如带有存盘路径的图谱原始数据文件名和数据采集时间),各图谱的电子版是否保存完好。

8.3.7 原辅料备料的台秤使用前是否进行过校准,查校准记录。

8.3.8 生产过程中如发生偏差,检查偏差记录、调查、评估等内容。

8.3.9 批次包装后的清场程序,是否规定检查有不属于本批次的标签和包材被错误地带入包装线的可能性。

8.3.10 仪器使用记录上应有温湿度的标准和记录。

8.3.11 是否制订了相关 SOP,应对停电等突发事件,对突发事件可能造成对冰箱、恒温恒湿箱、培养箱内容物的影响进行评估。

8.3.12 仓库要有明确的清洁频率,如何清洁并做记录,查虫鼠防范(电猫、灭蚊灯)放置图示及相关 SOP、T/H 计放置图示及温度均匀性研究资料。

8.3.13 查核产品长期稳定性试验的条件是否按 30℃±2℃、(65±5)% RH,加速试验的条件是否按 40℃±2℃、(75±5)% RH 进行。

8.3.14 公司废水处理的流程图及相关监测 SOP,检测合格报告。

8.3.15 检查从事药品生产设备维修人员的微生物知识培训考核记录。

8.3.16 有无适当的操作规程或措施,确保每一包装内的原辅料正确无误。

8.3.17 固体剂的称量室,有无除尘层流罩并有气流型式的测试证明和记录。

8.3.18 是否制订了相关文件,规定 TB-FDC 药品在铝塑包装过程中(药片经受了高温)的回收药片,不宜立即再包装。

8.3.19 是否制订了相关文件,规定生产工序作业结束到开始清洁的间隔时间。

9 生产管理

9.1 概述

用于结核病化学治疗的一线口服抗结核药物一般有异烟肼、利福平、盐酸乙胺丁醇、吡嗪酰胺等，TB-FDC 即由其中的两种、三种或四种活性成分制成的复方制剂，剂型通常为片剂或硬胶囊剂。

由于 TB-FDC 产品活性成份较多（最多为四种），各成分的粉体学特性差异较大，其混合均匀性是质量控制关键因素之一；且因制剂中活性成分多，操作过程中各组分间交叉污染的风险增高；利福平的多晶现象与其药效有相关性，粉碎、压力、温度等诸多因素均可引起晶型变化而引起对含有利福平的制剂药效的影响；温度、湿度、时间等综合因素影响，使各活性成分间发生化学反应，可能导致制剂有关物质的增多；TB-FDC 药品包装多采用泡罩包装或瓶包装，无论采用何种包装，均应保证其密封，以免降低其透湿、透气性。

针对 TB-FDC 产品特点，各操作工序对可能影响其质量的关键点应格外加以关注。由于片剂制备可采用粉料直接压片、湿法/干法制粒压片或颗粒经包衣后压片等多种方式，胶囊剂制备亦可采用粉料直接充填、湿法/干法制粒后充填或颗粒经包衣后充填等多种方式，以下仅对常规的操作单元进行讨论，实际操作时，更应根据具体的生产工艺和处方中各组成成份的性质，确定并验证各工序的工艺参数，以保证产品质量。

9.1.1 处方与工艺

根据工艺需要，每一步应尽可能制订合适的具有一个可操作的范围控制标准，建议在规模化生产前进行充分研究并经验证以确认其可行性，并在以后生产时加以记录和控制。

根据研发确定的过程控制参数进行具体量化的控制，制定相应的操作和取样检测的 SOP，并以书面形式进行详细记录和控制。

生产技术性文件中涉及处方及工艺的内容，应与注册批准的处方工艺一致，关键工艺参数应与药品设计与研发过程中，临床研究（生物等效性研究）/稳定性考查制备样品时的参数一致。

由于生物等效性研究不能用于经常性的生产过程控制，因此对于日常的生产过程控制，体外溶出度试验显得格外有意义。除单点溶出度试验结果必须满足质量要求外，应定期进行多点溶出度试验，并通过溶出度比较试验，计算相似因子（f_2 值），评价溶出曲线的相似性,以验证药品批间溶出度的稳定。虽然溶出曲线相似性研究无法与药品研发时进行生物等效性研究的试验样品进行平行试验,但其结果对于过程控制仍有一定的参考价值。

凡涉及处方和关键工艺参数的变更,均属主要变更,应按药品注册要求申报并经批准后方可实施。

9.1.2 物料输送

由于处方中各组分的粉体学性质可能存在较大的差异,因此在采用重力输送、气力输送及柔性螺旋输送机等直接输送物料方式时,特别是对于混合后物料,应验证混合均匀性,当改变输送距离时,应确保不发生物料离析。

9.1.3 粉碎

活性成分利福平在粉碎时可能有引起晶型改变的风险,可采取相应措施防止其晶型的变化,应采用合适的方法监控过程中利福平的晶型变化情况。

9.1.4 混合

对于混合工艺来说,最关键的一点是如何能够达到其混合均匀度,无论是对于制粒前混合或者制粒后混合,不均一的混合可能会导致某些产品的活性成分剂量不能达到要求。特别是对于含有多种成分的 TB-FDC,物料的混合均匀度尤为重要。

混合物料的取样点应该具有代表性,且针对最可能发生死角的位置,运用合适的方式进行取样分析,以考察其混合效果。一般可采用相对标准偏差或混合系数(M_t)评价混合效果。制剂中活性成分种类越多、重量比越大,含量均匀度的控制指标应越严格。每一取样点的取样量不宜过多,应该相对适中,以免对混合均匀度结果造成误判。

9.1.5 制粒

物料的粒径、粒度分布、颗粒表面形态、在黏合液中的溶解度、制粒过程中表面被黏合液润湿的程度都可能影响制粒的工艺和颗粒的质量,进而影响产品的质量。合适的颗粒的粒径大小、粒径分布、颗粒的松密度、可塑性、流动性、水分含量是制粒成功的关键参数。

干法制粒常用于热敏性物料、遇水易分解的药物以及容易压缩成型的药物的制粒,可用于 TB-FDC 药物的制粒。与重压法制粒技术比较,滚压法制粒技术用于干法制粒更为常见,因其制备工艺简单、生产能力强等特点,常用于规模化生产。确定和优化关键的工艺参数很重要,如:送料螺杆旋转速度、滚压轮转动速度、滚压轮挤压力、滚压轮结构设计等,关键工艺参数将对物料压缩成大片状、板状或硬条状物的性质产生影响,从而影响将其粉碎成所需大小颗粒的性质,最终形成对颗粒以及后续工艺(如压片、胶囊充填)的影响,进而对最终产品的崩解和溶出效果产生影响。采用干法制粒时,应注意由高压引起的利福平等药物晶型转变以及活性降低等问题。

粒度分布测试可以用来考察和控制颗粒对于压片等后续工艺的影响,以防止后续工艺中的颗粒分层、对颗粒流动性及可压性的影响等给连续批生产带来的不稳定性。

湿法制粒的一些过程参数控制也会直接影响颗粒的质量。如流化床制粒中黏合剂的用量、喷枪的位置、加入速率、黏合液的雾化程度、热空气的流量、温度、湿度，会影响颗粒的致密度、颗粒强度、粒径、干燥时间等。在高速混合制粒中，干粉的混合时间、黏合剂的加入速度、加入方法（倾倒或喷入）、加入黏合剂后的混合时间、浆的形状和位置及其各阶段的转速、终点判断（时间、做功或扭矩）等，都会对颗粒的质量产生影响。

制成的颗粒的性质，如：流动性、粒度分布、可压性等将可能引起压制片剂的批间差异，最终影响产品质量，因此在处方和物料特性保持不变的情况下，对于关键工艺参数的确定和验证，就成为制成质量稳定的颗粒的前提。

制粒过程中如发生过程时间延长、卸料或产品转移困难、产率低、颗粒流动性差、粒度分布发生显著变化、干燥不均匀等问题需要进行调查。

9.1.6 干燥

颗粒的含水量可能影响压片操作，进而影响产品质量。通常在干燥结束时测定含水量。含水量的测定方法和接受限度需要有明确的定义。

对于TB-FDC，含水量过高将可能引起有关物质增高，因此在含水量的接受限度上应综合评价并严格控制其范围。

9.1.7 压片

TB-FDC片剂多为包衣片，在压片过程中需要有片芯硬度的要求。为保证包衣质量，片芯应有足够的强度和较低的脆碎度，对于异形片应监测横向硬度和径向硬度，但同时应关注片剂硬度可能对溶出度/崩解度的影响。

9.1.8 包衣

TB-FDC片剂一般采用薄膜包衣，包衣过程中，片芯或微丸（制备硬胶囊剂时）在包衣锅或流化床中受到磨损及机械力的作用，片芯必须足够强度以承受这些作用力，才能得到外观及性能合格的产品。片芯的片重差异也会影响包衣片的片重差异，因此，片芯生产过程要对硬度、脆碎度、片重差异、外观等项目进行过程控制。

在包衣过程中，应制订时间间隔检查外观和片重差异并记录，直至包衣片满足规定的包衣增重和外观。

因TB-FDC片剂对水分较为敏感，为防止水分渗入片芯对片剂质量产生影响，特别是在包衣的初始阶段，对片床的温度、干燥空气的性质、喷枪的安装及与片床的距离、雾化气压和喷液速度等，应在验证及实际生产中进行控制。

包衣片应控制最终的含水量，对于含有易吸湿成分的包衣材料，如HPMC，容易吸潮而发生包衣缺陷，包衣片在包装前应选择合适的贮存条件，避免吸潮，并尽量缩短贮存时间。

9.1.9 包装

TB-FDC的内包装常为铝塑泡罩包装、铝铝泡罩包装或瓶包装，包装材料的质量对药品的储藏期间的稳定性影响明显。

采用泡罩包装，生产时的工艺参数与密封效果有关，因此应定期对泡罩包装的阻隔性能（如：水蒸气透过量、氧气透过量等）进行检验。

采用瓶包装，多采用铝塑封口垫片通过将其热合在药品包装容器的瓶口上达到密封的目的，包装生产时应检查垫片与容器封合完好。瓶包装内置干燥剂时，应确保干燥剂的吸湿能力，由于瓶包装药品非一次使用量，需多次开启，干燥剂的用量应满足包装瓶多次开启的吸湿要求。

9.2 基本要求

9.2.1 所有药品的生产和包装均应当按照批准的工艺规程和操作规程进行操作并有相关记录，以确保药品达到规定的质量标准，并符合药品生产许可和注册批准的要求。

9.2.2 应建立划分产品生产批次的操作规程，生产批次的划分应能够确保同一批次产品质量和特性的均一性。

9.2.3 应建立编制药品批号和确定生产日期的操作规程。每批药品均应当编制唯一的批号。除另有法定要求外，生产日期不得迟于产品成型或灌装（封）前经最后混合的操作开始日期，不得以产品包装日期作为生产日期。

9.2.4 每批产品应当检查产量和物料平衡，确保物料平衡符合设定的限度。如有差异，必须查明原因。在确认无潜在质量风险后，方可按照正常产品处理。

9.2.5 不得在同一生产操作间同时进行不同品种和规格药品的生产操作，除非没有发生混淆或交叉污染的可能。

9.2.6 在生产的每一阶段，应当保护产品和物料免受微生物和其他污染。

9.2.7 在干燥物料或产品，尤其是高活性、高毒性或高致敏性物料或产品的生产过程中，应当采取特殊措施，防止粉尘的产生和扩散。

9.2.8 生产期间使用的所有物料、中间产品或待包装产品的容器及主要设备、必要的操作室应当贴签标识或以其他方式标明生产中的产品或物料名称、规格和批号，如有必要，还应当标明生产工序。

9.2.9 容器、设备或设施所用标识应当清晰明了，标识的格式应当经企业相关部门批准。除在标识上使用文字说明外，还可采用不同的颜色区分被标识物的状态（如待验、合格、不合格或已清洁等）。

9.2.10 应当检查产品从一个区域输送至另一个区域的管道和其他设备连接，确保连接正确无误。

9.2.11 每次生产结束后应当进行清场，确保设备和工作场所没有遗留与本次生产有关的物料、产品和文件。下次生产开始前，应当对前次清场情况进行确认。

9.2.12 应尽可能避免出现任何偏离工艺规程或操作规程的偏差。一旦出现偏差，应按照偏差处理操作规程执行。

9.2.13 生产厂房应当仅限于经批准的人员出入。

9.2.14 生产过程中应当尽可能采取措施，防止污染和交叉污染，如：

（1）在分隔的区域内生产不同品种的药品。

（2）采用阶段性生产方式。

(3) 设置必要的气锁间和排风；空气洁净度级别不同的区域应当有压差控制。
(4) 在易产生交叉污染的生产区内，操作人员应当穿戴该区域专用的防护服。
(5) 干燥设备的进风应当有空气过滤器，排风应当有防止空气倒流装置。
(6) 生产和清洁过程中应当避免使用易碎、易脱屑、易发霉器具；使用筛网时，应当有防止因筛网断裂而造成污染的措施；

9.2.15 应定期检查防止污染和交叉污染的措施并评估其适用性和有效性。

9.2.16 生产开始前应当进行检查，确保设备和工作场所没有上批遗留的产品、文件或与本批产品生产无关的物料，设备处于已清洁及待用状态。检查结果应当有记录。生产操作前，还应当核对物料或中间产品的名称、代码、批号和标识，确保生产所用物料或中间产品正确且符合要求。

9.2.17 应进行中间控制和必要的环境监测，并予以记录。

9.2.18 每批药品的每一生产阶段完成后必须由生产操作人员清场，并填写清场记录。清场记录内容包括：操作间编号、产品名称、批号、生产工序、清场日期、检查项目及结果、清场负责人及复核人签名。清场记录应当纳入批生产记录。

9.2.19 包装操作规程应当规定降低污染和交叉污染、混淆或差错风险的措施。

9.2.20 包装开始前应进行检查，确保工作场所、包装生产线、印刷机及其他设备已处于清洁或待用状态，无上批遗留的产品、文件或与本批产品包装无关的物料。检查结果应有记录。

9.2.21 包装操作前，还应检查所领用的包装材料正确无误，核对待包装产品和所用包装材料的名称、规格、数量、质量状态，且与工艺规程相符。

9.2.22 每一包装操作场所或包装生产线，应有标识标明包装中的产品名称、规格、批号和批量的生产状态。

9.2.23 有数条包装线同时进行包装时，应采取隔离或其他有效防止污染、交叉污染或混淆的措施。

9.2.24 待用分装容器在分装前应当保持清洁，避免容器中有玻璃碎屑、金属颗粒等污染物。

9.2.25 产品分装、封口后应当及时贴签。未能及时贴签时，应按照相关的操作规程操作，避免发生混淆或贴错标签等差错。

9.2.26 单独打印或包装过程中在线打印的信息（如产品批号或有效期）均应当进行检查，确保其正确无误，并予以记录。如手工打印，应增加检查频次。

9.2.27 使用切割式标签或在包装线以外单独打印标签，应采取专门措施，防止混淆。

9.2.28 应对电子读码机、标签计数器或其他类似装置的功能进行检查，确保其准确运行。检查应有记录。

9.2.29 包装材料上印刷或模压的内容应清晰，不易褪色和擦除。

9.2.30 包装期间，产品的中间控制检查应至少包括下述内容：
(1) 包装外观。

（2）包装是否完整。

（3）产品和包装材料是否正确。

（4）打印信息是否正确。

（5）在线监控装置的功能是否正常。

样品从包装生产线取走后不应当再返还，以防止产品混淆或污染。

9.2.31 因包装过程产生异常情况而需要重新包装产品的，必须经专门检查、调查并由指定人员批准。重新包装应当有详细记录。

9.2.32 在物料平衡检查中，发现待包装产品、印刷包装材料以及成品数量有显著差异时，应当进行调查，未得出结论前，成品不得放行。

9.2.33 包装结束时，已打印批号的剩余包装材料应当由专人负责全部计数销毁，并有记录。如将未打印批号的印刷包装材料退库，应按照操作规程执行。

9.3 检查要点

9.3.1 药品生产和包装是否按照批准的工艺规程和操作规程进行操作并有相关记录。

9.3.2 药品生产的处方和工艺发生变更时，是否按相关法规做注册申报并经批准。

9.3.3 是否按规定定期对药物溶出度进行溶出曲线相似性验证。

9.3.4 是否按规定定期对物料混合均一性进行验证。

9.3.5 生产批次的划分是否能够确保同一批次产品质量和特性的均一性。

9.3.6 是否建立了编制药品批号和确定生产日期的操作规程。

9.3.7 是否对每批产品进行了检查产量和物料平衡。如有差异时，是否以查明原因，确认无潜在质量风险。

9.3.8 在同一生产操作间同时进行不同品种和规格药品的生产操作时，是否能确保没有发生混淆或交叉污染。

9.3.9 在生产的每一阶段，是否有保护产品和物料免受微生物和其他污染的措施。

9.3.10 生产期间使用的所有物料、中间产品或待包装产品的容器及主要设备、必要的操作室是否有明晰的标识。

9.3.11 每次生产结束后是否按规定进行清场。

9.3.12 出现偏差时，是否执行偏差处理操作规程。

9.3.13 生产过程中是否已采取了措施以防止污染和交叉污染并定期对相应措施的适用性和有效性进行评估。

9.3.14 生产开始前是否有记录表明对清场情况进行全面检查；生产操作前，是否对物料或中间产品进行核对以防止混淆或差错。

9.3.15 是否进行中间控制和必要的环境监测并予以记录。

9.3.16 是否按经验证的中间产品贮存时间，严格控制药品包装前各中间产品单元操作的时间间隔并有记录。

9.3.17 是否对每批药品的每一生产阶段完成后进行清场并填写清场记录。清场记录是否已纳入批生产记录。

9.3.18 包装操作规程是否有降低污染和交叉污染、混淆或差错风险的措施。

9.3.19 包装开始前是否对清场效果进行检查,并有检查结果的记录;是否确认所领用的包装材料正确无误。

9.3.20 每一包装操作场所或包装生产线,是否有状态标识。

9.3.21 有数条包装线同时进行包装时,是否采取隔离或其他有效防止污染、交叉污染或混淆的措施。

9.3.22 是否对单独打印或包装过程中在线打印的信息(如产品批号或有效期)进行检查,确保其正确无误,并予以记录。

9.3.23 使用切割式标签或在包装线以外单独打印标签,是否采取专门措施,防止混淆。

9.3.24 包装期间,是否至少对以下内容进行了产品的中间控制检查:
(1)包装外观。
(2)包装是否完整。
(3)产品和包装材料是否正确。
(4)打印信息是否正确。
(5)在线监控装置的功能是否正常。

9.3.25 在物料平衡检查中,发现待包装产品、印刷包装材料以及成品数量有显著差异时,是否进行了调查。

9.3.26 是否对包装结束时已打印批号的剩余包装材料由专人负责全部计数销毁,并有记录。如将未打印批号的印刷包装材料退库,是否按照操作规程执行。

10
质量控制与质量保证

10.1 实验室管理

10.1.1 概述
企业质量控制实验室的人员、设施、设备应与产品性质和生产规模相适应，承担物料、产品等检验工作，确保检验结果准确可靠。

10.1.2 基本要求

10.1.2.1 企业通常不得进行委托检验，确需委托检验的，应按照第 11 章中委托检验部分阐述的原则，委托外部实验室进行检验，但应在检验报告中予以说明。

10.1.2.2 质量控制负责人应具有足够的管理实验室的资质和经验。

10.1.2.3 质量控制实验室的检验人员至少应具有相关专业中专或高中以上学历，并经过与所从事的检验操作相关的实践培训且通过考核。

10.1.2.4 质量控制实验室应配备药典、标准图谱等必要的工具书，以及标准品或对照品等相关的标准物质。

10.1.2.5 质量控制实验室的文件应能满足检验的要求。

10.1.2.6 取样
（1）应建立取样操作规程，并严格执行。
（2）取样方法应科学、合理，以保证样品的代表性。
（3）样品的容器应贴有标签。
（4）样品应当按照规定的贮存要求保存。

10.1.2.7 检验
（1）企业应确保药品按照注册批准的方法进行全项检验。
（2）应对检验方法进行验证或确认。
（3）检验应有书面操作规程，内容应与经确认或验证的检验方法一致。
（4）检验应有可追溯的记录并应当复核。
（5）所有中间控制（包括生产人员所进行的中间控制），均应按照经质量管理部门批准的方法进行检验并记录。
（6）应对实验室容量分析用玻璃仪器、试剂、试液、对照品以及培养基进行质量检查。

10.1.2.8 质量控制实验室应建立检验结果超标调查的操作规程。任何检验结果超标都必须按照操作规程进行完整的调查，并有相应的记录。

在对 TB-FDC 药品进行产品放行检验以及稳定性试验中出现的检验结果超出检验标准的情况均属于 OOS。具体包括成品、原辅料、中间体、药物活性成分（A-PIs）、包装材料等的定性和定量分析。OOS 不包括与质量评估无直接关系的检查。

OOS 的相关概念：

（1）实验值：指单个检验值，经过计算（如平均）可得到报告值。

（2）报告值（检验结果）：指可以与检验标准比较的用于最终报告的分析结果。

（3）超标结果：是指超过检验标准的有效的报告值，可以是定量的或定性的结果。

OOS 调查的启动程序：

（1）发现检验结果超标时，实验人员应立即停止实验，保留样品和溶液，保持实验仪器的检验状态不发生改变。

（2）立即向实验室主管报告，由实验室主管或其指定代理人决定下一步所采取的措施。

（3）开始 OOS 调查（流程见图 10-1）

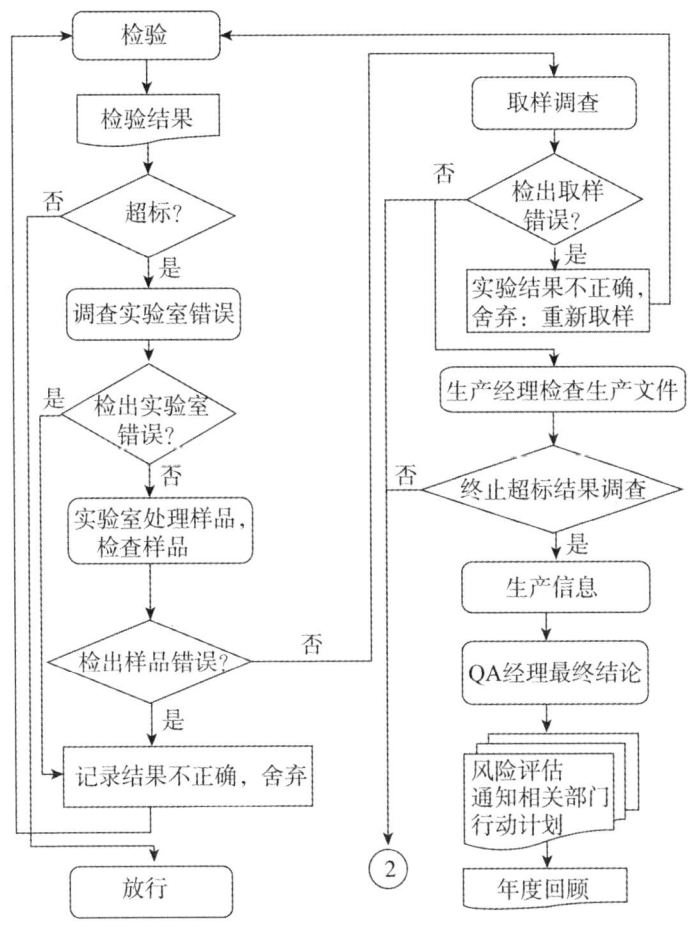

图 10-1 OOS 调查流程图

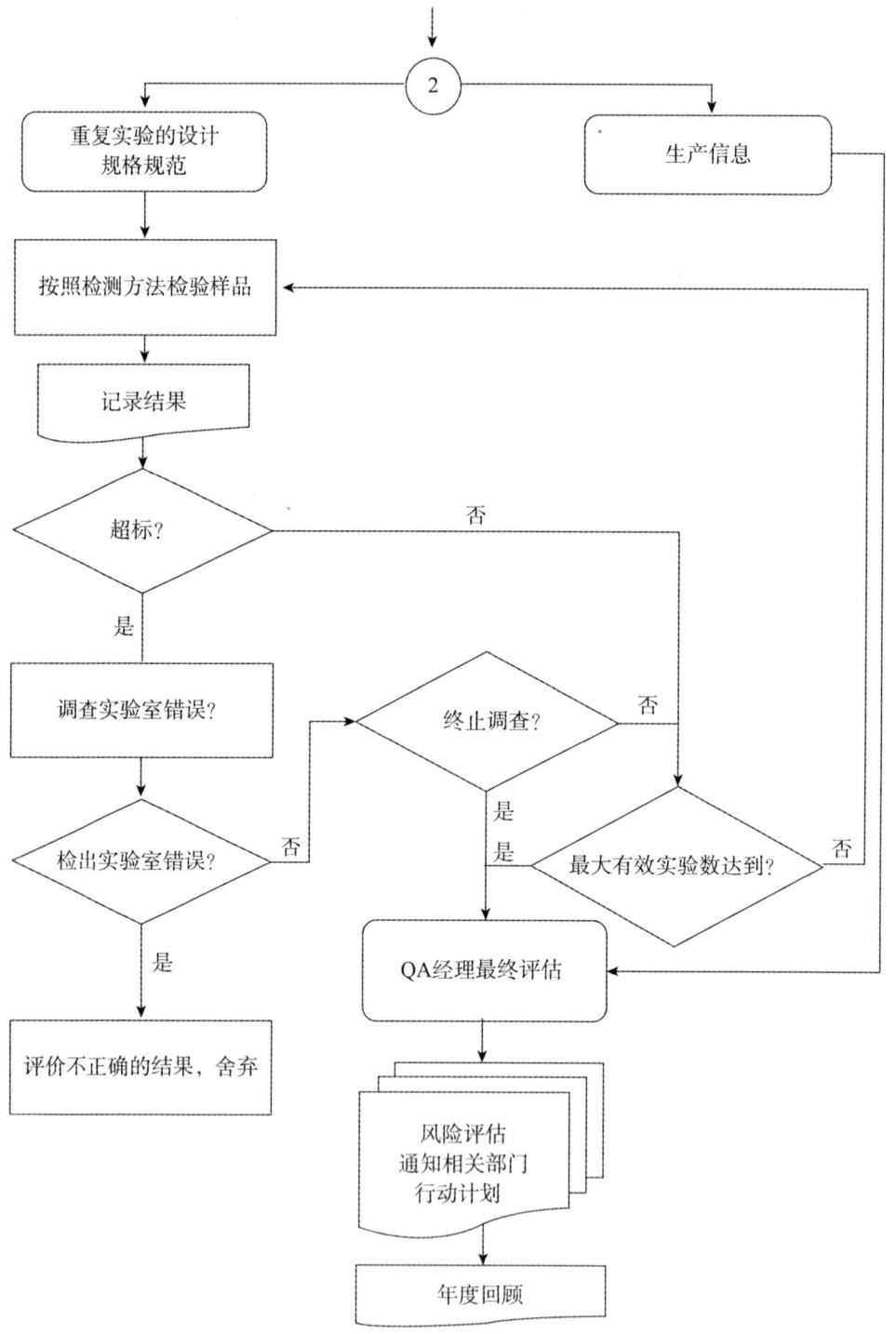

图 10-1 OOS 调查流程图（续）

a) 实验室错误调查可按下列表格进行：

实验室错误和样品处理错误调查			系列号：
名称：		物料号：	批号：
检项	限度	结果	实验方法编号

可能引起超标结果的实验室错误		
检验用了不正确的样品	是	否
样品有混淆的迹象和根据	是	否
使用不正确的实验方法/实验方法中的错误	是	否
试验方法中的偏差	是	否
仪器不正确 / 程序 / 故障 / 操作错误	是	否
不正确的系统适应性实验	是	否
不正确的试剂、标准品、柱子或溶液	是	否
样品处理程序错误	是	否
分析过程中的异常（光谱，色谱）	是	否
数据计算或数据转移错误	是	否

实验室错误的描述：

b) 取样错误调查可按下列表格进行：

不正常的样品，包括器皿和标签	是	否
不正常的样品制备，样品不均匀	是	否
样品在实验室的贮存不正确	是	否
被此错误影响的其他批次产品：		

备注：

第一个操作者：	第二个操作者：
（签名 / 日期）：	（签名 / 日期）：

c）生产过程调查可按下列表格进行：

生产信息			系列号：	
如果无关，以下不填。			☐有关	☐无关
名称：		物料号：	批号：	
检项	限度	结果	实验方法编号	
——请优先处理，尽快返还——				
可能原因：				
不正确设备／生产条件			☐是	☐否
技术缺陷			☐是	☐否
操作错误			☐是	☐否
IPC 实验			☐是	☐否
原辅料			☐是	☐否
生产存在已知偏差			☐是	☐否
不确定因素			☐是	☐否
其他原因／错误：				
生产中的不正常因素：				
可能原因的技术评价：				
可能受影响的其他批次／产品：				
建议由生产部门采取的措施：				
☐销毁				
☐返工				
☐暂缓进入下一道工序				
☐其他：				
确保以后产品合格采取的改正措施：				
生产经理：			日期：	

d) 实验室调查结论可按下列表格进行：

检出实验室错误：	
注明原因，舍弃结果，重新检测	
检出样品处理错误：	
注明原因，舍弃结果，重新检测正确样品或新样品	
取样错误，在取样过程的异常被记录：	
对与之相关的分析结果进行评估	
注明原因，舍弃结果，重新检测正确样品或新样品	
生产过程有偏差		
超标结果可以由生产过程解释：	是	否
如果是，详见生产信息表		
在有明显原因的情况下，终止超标结果调查：		
原因：		
进一步措施/看法/建议		
预计完成日期：		
实验室主管	QA 经理
（签名／日期）：	（签名／日期）：

重复检验设计可参照下列表格：

重复检验设计			系列号：
名称：		物料号：	批号：

编号	检验项	检验重复的最多次数	检验人数
1.			
2.			
	用剩下的样品/样品溶液重复检验		
	用新样品重复检验，原因		

结果：（签名／日期）

其他现象：

备注：

复核：实验室主管： QA 经理：
（签名／日期）： （签名／日期）：

质量控制最终报告可参照下列表格：

质量控制最终报告		系列号：
名称：	物料号：	批号：

依据以下检验报告最终结果

检项	限度	备注
1.		
2.		

本批产品/物料结果报告如下：

检项：	限度：	结果：

最终评价

与生产有关？	有关	无关
如有关，是否同意生产的更正措施	同意	不同意
是否与其他部门有关？	有关	无关

如果有关，部门名称：

影响其他批次或其他物料？	影响	不影响

如影响，风险评估：

进一步措施/建议/行动计划：

建议行动措施	责任人	时间	完成时间

实验室主管：　　　　　　　　　　　　　日期：

最终判定：

	放行	拒收
QA 经理：	日期：	

企业可以参照 OOS 调查程序，对超过产品质量趋势分析限度的检验结果（OOT）或其他虽没超过企业注册质量标准但超过企业内控质量标准的检验结果以及其他存在问题的检验结果进行调查。

10.1.2.9　应按规定对药品和物料进行留样,以便于药品质量的追溯或调查。

10.1.2.10　应制定试剂、试液、培养基和检定菌的管理规程,确保其正确采购、接收、发放及使用。

10.1.2.11　应制定标准品或对照品的管理规程,确保其正确采购、接收、发放及使用。

10.1.3　检查要点

10.1.3.1　实验室设备及设施检查要点

(1) 企业生产各品种所需的实验室设备是否齐全,是否与生产规模及产品性质相适应。

(2) 实验室是否洁净、整齐,并有足够的操作空间。

(3) 有特殊要求的仪器、仪表是否放在合适的环境,必要时是否有防止静电、防震、防潮、避光等设施。

10.1.3.2　实验室人员检查要点

(1) 企业检验人员是否足够,是否与生产规模及产品性质相适应。

(2) 质量控制负责人是否具有足够的管理实验室的资质和经验,检查其学历、专业及培训情况,了解其是否具备药品管理法律法规知识、GMP 知识、工艺知识、化学、药学、微生物相关知识。

(3) 是否有检验人员上岗资格管理规定,任意抽取 1～2 名检验人员检查岗前培训、考核及上岗资质确认同文件规定是否一致。

10.1.3.3　文件及记录检查要点

(1) 实验室标准操作规程和岗位操作法是否涵盖实验室的所有操作、活动环节,内容是否具体、可操作,并符合生产实际。

(2) 企业所有品种、规格(包括物料、包装材料、标签、说明书)是否均有检验操作规程及受控记录。

(3) 质量控制实验室文件是合包括以下内容:

① 质量标准;

② 取样操作规程和记录;

③ 检验操作规程和记录(包括检验记录或实验室工作记事簿);

④ 检验报告或证书;

⑤ 必要的环境监测操作规程、记录和报告;

⑥ 必要的检验方法验证报告和记录;

⑦ 仪器校准和设备使用、清洁、维护的操作规程及记录。

(4) 每批药品的检验记录是否包括中间产品、待包装产品和成品的质量检验记录,可追溯该批药品所有相关的质量检验情况。

(5) 检验记录是否包括以下内容:

① 产品或物料的名称、剂型、规格、批号或供货批号,必要时注明供应商和生产商(如不同)的名称或产品/物料来源。

② 依据的质量标准和检验操作规程；
③ 检验所用的仪器或设备的型号和编号；
④ 检验所用的试液和培养基的配制批号、对照品或标准品的来源和批号；
⑤ 检验过程，包括对照品溶液的配制、各项具体的检验操作、必要的环境温湿度；
⑥ 检验结果，包括观察情况、计算和图谱或曲线图，以及依据的检验报告编号；
⑦ 检验日期；
⑧ 检验人员的签名和日期；
⑨ 检验、计算复核人员的签名和日期。

（6）检验记录是否按批，编号发放、整理、归档，除批记录以外，其他相关信息是否留存，数据信息是否可以追溯。

（7）记录存档是否符合文件管理规定。

10.1.3.4 取样检查要点

（1）查物料、包装材料、标签、产品的取样规程，内容是否全面，是否包括以下内容：
① 经授权的取样人；
② 取样方法；
③ 所用器具；
④ 样品量；
⑤ 分样的方法；
⑥ 存放样品容器的类型和状态；
⑦ 取样后剩余部分及样品的处置和标识；
⑧ 取样注意事项，包括为降低取样过程产生的各种风险所采取的预防措施，尤其是无菌或有害物料的取样以及防止取样过程中污染和交叉污染的注意事项；
⑨ 贮存条件；
⑩ 取样器具的清洁方法及验证；
⑪ 取样器具贮存要求。

（2）取样方法是否科学、合理，能否保证样品的代表性。

（3）取样时是否同时取留样留存，留样量是否满足要求。

（4）样品的容器是否贴有标签，注明样品名称、批号、取样日期、取自哪一个包装容器、取样人等信息。

（5）已取样的包装容器是否贴有取样标识，内容是否完整。

（6）样品是否按照规定的贮存要求保存。

（7）样品分发是否能防止差错的发生。

10.1.3.5 检验过程检查要点

（1）质量标准是否符合现行的法定标准或注册标准。药品是否按照现行质量标准进行全项检验。

（2）在以下情况，是否对检验方法进行验证，验证是否符合相关规定，是否有验证记录和报告。

① 采用新的检验方法；

② 检验方法需变更的；

③ 采用《中华人民共和国药典》及其他法定标准未收载的检验方法；

④ 法规规定的其他需要验证的检验方法。

（3）对不需要进行验证的检验方法，是否进行确认，是否有记录。

（4）是否有检验操作规程，规定所用方法、仪器和设备，检验操作规程的内容应当与经确认或验证的检验方法一致。

（5）检验步骤、检验过程是否符合操作规程要求。

（6）检验是否有可追溯的记录，结果是否经过复核。

（7）检验记录是否及时，无转抄或打草稿现象，记录修改是否符合规定。图谱、打印记录是否有检验人员签字及日期。

（8）所有中间控制（包括生产人员所进行的中间控制）检验方法是否经过经质量管理部门批准，检验是否有记录。

（9）实验室容量分析用玻璃仪器是否定期校验，并有校验记录；试剂、试液、对照品以及培养基是否经过质量检查。

（10）是否有委托检验，委托检验是否符合规定要求。

10.1.3.6 检验结果超标（OOS）调查检查要点

（1）企业是否建立了检验结果超标调查的操作规程。操作规程中是否具体规定了 OOS 的实验室错误调查、取样错误调查、生产过程调查的具体操作步骤，是否规定了是否可以重复检验，检验重复的最多次数以及如何开展重复检验。

（2）查阅企业年度 OOS 调查汇总表（报告）。选择查阅 OOS 调查记录。

（3）企业对重复检验的规定是否合理，是否存在尚没有找到确切的实验室错误或样品错误等原因的情况下，就开始重复检验并一直检验到合格为止的情况。

（4）QA 经理是否对 OOS 调查结果及所采取的措施进行最终判定。是否运用风险管理手段对 OOS 对其他批次产品质量的影响进行评判。

10.1.3.7 留样检查要点

（1）质量管理部门是否有留样管理规程。

（2）留样室的管理是否清洁、整齐，留样室的温湿度是否与贮存要求相符合。

（3）留样是否能够代表被取样批次的物料或产品。

（4）是否每批药品都有留样。

（5）留样的包装形式是否与药品市售包装形式相同，原料药的留样如无法采用市售包装形式的，是否采用模拟包装。

（6）每批药品的留样数量是否能够确保按照注册批准的质量标准完成两次全检。

（7）如果不影响留样的包装完整性，保存期间内是否定期对药品留样进行目检观察，每年至少一次。如有异常，是否进行彻底调查并采取相应处理措施。留样观察是否有记录。

（8）留样是否按照注册批准的贮存条件至少保存至药品有效期后一年。

（9）制剂生产用每批原辅料和与药品直接接触的包装材料是否均有留样。

（10）物料的留样量是否足够，至少能满足鉴别的需要。

（11）物料留样保存时间是否有规定，除稳定性较差的原辅料外，用于制剂生产的原辅料（不包括生产过程中使用的溶剂、气体或制药用水）和与药品直接接触的包装材料的留样是否至少保存至产品放行后二年。

10.1.3.8　试剂、试液、培养基和检定菌检查要点

（1）试剂和培养基是否从合格供应商处采购。

（2）是否有接收试剂、试液、培养基的记录。

（3）是否按照相关规定或使用说明配制、贮存和使用试剂、试液和培养基。

（4）试液和已配制的培养基是否标注配制批号、配制日期和配制人员姓名，并有配制（包括灭菌）记录。不稳定的试剂、试液和培养基是否标注有效期及特殊贮存条件。标准液、滴定液是否标注最后一次标化的日期和校正因子，并有标化记录。

（5）配制的培养基是否进行适用性检查，并有相关记录。是否有培养基使用记录。

（6）是否有检验所需的各种检定菌，是否建立检定菌保存、传代、使用、销毁的操作规程和相应记录。

（7）检定菌是否有适当的标识，是否包括菌种名称、编号、代次、传代日期、传代操作人等内容。能否确保使用 5 代内菌种。

（8）检定菌是否按照规定的条件贮存，贮存的方式和时间不应当对检定菌的生长特性有不利影响。

10.1.3.9　标准品与对照品检查要点

（1）标准品或对照品是否有计划申报、采购、贮存、发放、使用的相关管理规程。

（2）标准品或对照品的来源、贮存、使用是否有完整记录。

（3）标准品或对照品是否有适当的标识，是否包括名称、批号、制备日期（如有）、有效期（如有）、首次开启日期、含量或效价、贮存条件等内容。

（4）如需自制工作标准品或对照品，是否建立工作标准品或对照品的质量标准以及制备、鉴别、检验、批准和贮存的操作规程，每批工作标准品或对照品是否用法定标准品或对照品进行标化，是否确定有效期并定期标化，标化的过程和结果是否记录。

（5）标准品或对照品贮存条件是否符合要求，是否在有效期内使用，账物卡是否相符。

10.2　物料和产品放行

10.2.1　概述

企业应建立物料和产品批准放行的操作规程,并按程序执行,以确保不合格物料不投入使用,不合格产品不出厂。

10.2.2 基本要求

10.2.2.1 应分别建立物料和产品批准放行的操作规程,明确批准放行的标准、职责,并有相应的记录。

10.2.2.2 物料放行前应进行必要的质量评价,并由指定人员批准放行。

10.2.2.3 产品放行前应进行必要的质量评价,并由质量受权人批准放行。

10.2.3 检查要点

10.2.3.1 物料放行检查要点

(1) 是否有书面的物料放行操作规程及记录。

(2) 物料放行前是否进行质量评价,评价是否包括生产商的检验报告、物料包装完整性和密封性的检查情况和检验结果等内容。

(3) 物料的质量评价是否有明确的结论,如批准放行、不合格或其他决定。

(4) 物料是否由指定人员签名批准放行。

(5) 不合格物料是否有处理流程及记录,是否将不合格情况反馈给供应商,供应商是否对不合格进行了调查与整改。

10.2.3.2 产品放行检查要点

(1) 是否有书面的产品放行操作规程及记录。

(2) 每批产品放行前是否进行质量评价,保证药品及其生产应当符合注册和GMP的要求,并确认以下各项内容:

① 主要生产工艺和检验方法经过验证;

② 已完成所有必需的检查、检验,并综合考虑实际生产条件和生产记录;

③ 所有必需的生产和质量控制均已完成并经相关主管人员签名;

④ 变更已按照相关规程处理完毕,需要经药品监督管理部门批准的变更已得到批准;

⑤ 对变更或偏差已完成所有必要的取样、检查、检验和审核;

⑥ 所有与该批产品有关的偏差均已有明确的解释或说明,或者已经过彻底调查和适当处理;如偏差还涉及其他批次产品,应当一并处理。

(3) 药品的质量评价是否有明确的结论,如批准放行、不合格等。

(4) 每批药品是否由质量受权人签名批准放行。

10.3 持续稳定性考察

10.3.1 概述

企业应该对所生产的产品进行持续稳定性考察,在有效期内监控已上市药品的质量,以发现药品与生产相关的稳定性问题(如杂质含量或溶出度特性的变化),并确定药品能够在标示的贮存条件下,符合质量标准的各项要求。

10.3.2 基本要求

10.3.2.1 持续稳定性考察主要针对市售包装药品,但也需兼顾待包装产品。例如,当待包装产品在完成包装前,或从生产厂运输到包装厂,还需要长期贮存时,应当在相应的环境条件下,评估其对包装后产品稳定性的影响。此外,还应当考虑对贮存时间较长的中间产品进行考察。

10.3.2.2 持续稳定性考察应当有考察方案,结果应当有报告。用于持续稳定性考察的设备(尤其是稳定性试验设备或设施)应当按照要求进行确认和维护。

10.3.2.3 持续稳定性考察的时间应当涵盖药品有效期。

10.3.2.4 考察批次数和检验频次应当能够获得足够的数据,以供趋势分析。通常情况下,每种规格、每种内包装形式的药品,至少每年应当考察一个批次,除非当年没有生产。特殊情况下,应当额外增加考察批次数。

10.3.2.5 应当对不符合质量标准的结果或重要的异常趋势进行调查,并采取必要的措施。

10.3.2.6 应当根据所获得的全部数据资料,包括考察的阶段性结论,撰写总结报告并保存。应当定期审核总结报告。

10.3.3 检查要点

10.3.3.1 是否建立持续稳定性考察操作规程。

10.3.3.2 持续稳定性考察的范围是否包括市售包装药品、贮存时间较长的中间产品及待包装产品。中间产品、待包装产品是否依据稳定性考察结果确定包装形式、贮存条件及贮存时间。

10.3.3.3 持续稳定性考察是否有考察方案。考察方案是否包括以下内容:

(1) 每种规格、每个生产批量药品的考察批次数。

(2) 相关的物理、化学、微生物和生物学检验方法,可考虑采用稳定性考察专属的检验方法。

(3) 检验方法依据。

(4) 合格标准。

(5) 容器密封系统的描述。

(6) 试验间隔时间(测试时间点)。

(7) 贮存条件(应采用与药品标示贮存条件相对应的《中华人民共和国药典》规定的长期稳定性试验标准条件)。

10.3.3.4 检验项目,如检验项目少于成品质量标准所包含的项目,应说明理由。

10.3.3.5 用于持续稳定性考察的设备是否经过确认。

10.3.3.6 持续稳定性考察的时间是否涵盖药品有效期。

10.3.3.7 每种规格、每种内包装形式的药品,是否每年至少考察一个批次。在某些特殊情况下,持续稳定性考察中是否额外增加批次数,如重大变更或生产和包装有重大偏差的药品批次,未经过验证的重新加工、返工或回收的批次等。

10.3.3.8 是否对不符合质量标准的结果或重要的异常趋势进行调查、评估、处理。对已确认的不符合质量标准的结果或重大不良趋势,是否分析可能对已上市药品造成影响,必要时是否实施召回,调查结果以及采取的措施是否报告当地药品监督管理部门。

10.3.3.9 持续稳定性考察是否有考察报告,是否定期对稳定性考察结果进行趋势分析,撰写总结报告并保存。

10.3.3.10 关键人员是否了解持续稳定性考察的结果。

10.4 变更控制

10.4.1 概述

本节规定了企业实施变更控制的总体要求。系统规定了变更的范围、变更管理操作规程的制定、责任人员的确定、变更的分类管理、变更的执行过程、变更与验证、产品稳定性考察和产品质量评估的关系。变更控制和偏差处理是企业实施药品GMP的重点和难点之一,是反映企业实施药品GMP水平的重要指标,也是药品GMP检查的重点。

10.4.2 基本要求

10.4.2.1 根据药品GMP的有关规定,任何TB-FDC药品生产企业都应建立并执行与药品生产过程有关的变更管理系统,以保证所有药品及药品生产各个环节的相关变更被及时批准、执行、回顾和记录。确保产品质量的稳定性和均一性,持续符合产品注册标准。

10.4.2.2 变更所涉及的范围包括如下方面:

(1) 上市:包括新产品、新包装规格以及新含量规格。

(2) 撤销:包括产品、特定的包装规格以及特定的含量规格。

(3) 其他:包括产品外观、产品的成分组成、质量标准、有效期、产品的生产工艺和生产过程、取样、分析检测方法和生产过程、包装材料、成品、半成品原辅料和包装材料生产商的变更、包装材料设计样稿和内容的变更、其他在药品监管部门注册、备案的技术文件的变更以及厂房、设施与设备的变更。

10.4.2.3 变更执行过程中各部门的职责:

(1) 变更的发起:申请者。

(2) 变更可能涉及到的部门:企业中各个部门。

(3) 变更过程中的协调工作,文件管理及变更行动的跟踪:变更管理协调员。

(4) 变更后续行动的执行:行动列表上变更行动的执行人。

(5) 变更行动的反馈:变更行动的执行人。

10.4.2.4 变更程序管理流程图(图10-2)。

10.4.2.5 变更不是一个孤立的过程,实现变更需要考虑与其他相关行动的协同运作,如:CAPA、验证、稳定性研究、修改SOP或相关文件以及员工培训等。

【举例】

对与药品直接接触包装材料生产商的变更,应考虑的相关变更行动有:①包装工

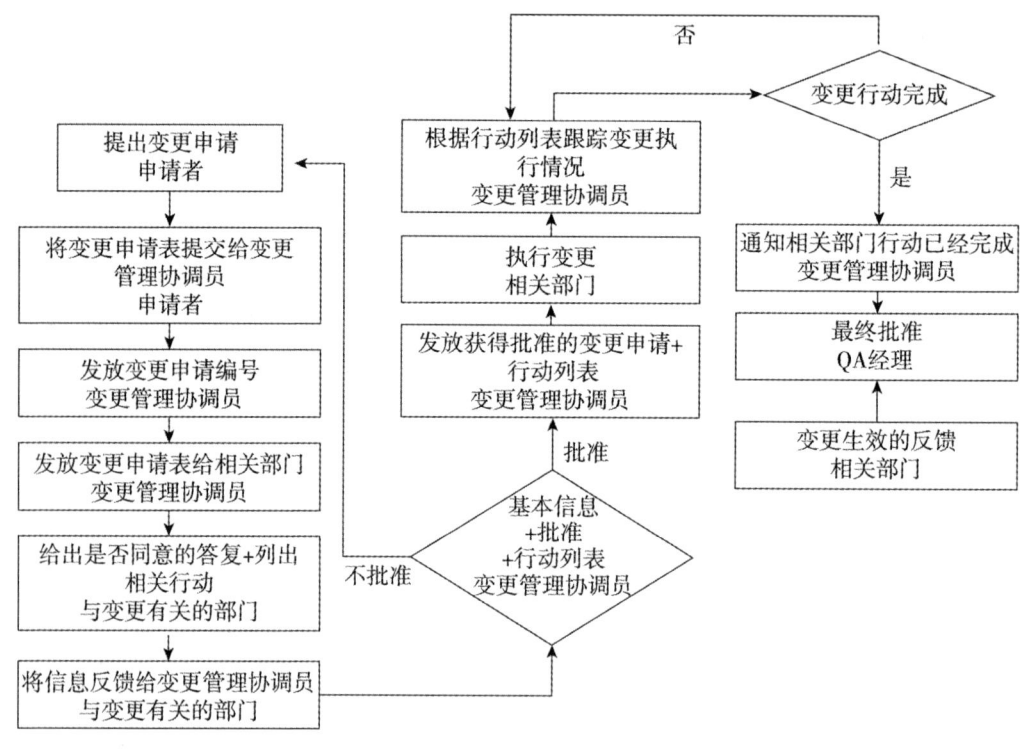

图 10-2 变更程序管理流程图

艺验证；②持续稳定性试验；③修改相关文件等。

10.4.2.6 厂房、设施与设备的变更

厂房、设施与设备的变更执行过程中各部门的职责：

（1）变更的发起：工程部及厂房、设施、设备的使用部门。

（2）变更可能涉及的部门：使用部门、工程部、质量部和其他相关部门。

（3）变更执行：工程部。

厂房、设施与设备变更的任务和措施包括：再确认、校准、再验证以及风险评估。

10.4.3 检查要点

10.4.3.1 企业是否建立了完备的变更控制系统。操作规程中是否详细规定了变更的类别、各种变更的责任部门、人员以及变更的具体程序和记录。

10.4.3.2 企业是否制定了年度变更汇总表（报告）。可在汇总表中每种变更选择一个，查看变更记录。在查看变更记录的过程中，重点检查是否严格按照 SOP 的规定执行，相关人员是否履责签字（对照相关人员的岗位职责说明书）；提交变更申请、给出变更申请编号、变更申请批准、变更执行情况的跟踪、全过程完成的反馈等过程是否合理、完整；变更的分类是否准确；应该进行验证、产品质量稳定性考察的是否进行（查看验证和质量稳定性考察记录）。

10.4.3.3 企业是否按照法律法规要求，将应该上报药品监管部门的变更及时上报。

10.4.3.4 如果变更的结果需要制定或修订文件，查看相关文件，并检查这些文件是否经过培训相关人员后实施（查看培训记录和文件正式实施时间）。

10.4.3.5 通过生产现场检查、查阅物料供应商档案以及相关文件，检查企业是否实际发生了变更而没有履行变更管理程序。

10.5 偏差处理

10.5.1 概述

本节规定了企业实行偏差处理的总体要求。系统规定了防止偏差产生的原则、偏差处理操作规程的制定、偏差的分类、产生原因的调查、偏差的记录及责任部门的确定。

10.5.2 基本要求

10.5.2.1 对在 TB-FDC 药品生产过程中发生的差异、难以解释的不符合产品质量要求的问题采取慎重而可靠的处理，是 GMP 质量管理的一个重要方面，应对偏差进行彻底调查，并对结论和改进措施进行记录和跟踪。

10.5.2.2 明确偏差处理人员责任：

（1）生产管理部门负责人负责报告与生产相关的偏差。

（2）当监测结果超出限定范围时，实验室负责人负责提出偏差报告，如纯化水或尘埃粒子数监督测结果的偏差。

（3）当计量仪器校准不合格或维护超出时限时，工程部部门负责人负责提出偏差报告，由工程、生产、QA 部门负责人共同进行风险评估，以确定对所生产的产品质量的影响。

（4）生产管理负责人负责确认是否涉及注册内容，是否同意生产管理部门负责人已采取的措施及需要追加的措施。

（5）质量管理负责人做出评估，明确是否需要采取更进一步措施。

（6）当偏差与其他部门有关时，相应部门负责人应提出处理意见。

10.5.2.3 当发生如下偏差时，应立即报告并作相应记录：

（1）未达到批记录中规定的生产指令规定的结果（特别是 IPC 不合格）。

（2）不符合 SOP 的相关规定以及在生产过程中，发现生产设备异常、IPC 设备异常或使用的生产物料出现异常。

（3）发生重大事件。

（4）监测报告不合格等。

10.5.2.4 在批产品放行之前，偏差报告必须得到审批。所有有关偏差报告的记录，必须成为批记录的一部分。

10.5.2.5 当发生下列事件或结果时，应填写偏差报告：

（1）IPC 试验失败。

（2）IPC 设备异常。

（3）生产设备或设施异常。

（4）功能测试失败。

（5）物料衡算和/或产率结果超标。

（6）配方错误。

（7）操作失误。

（8）生产环境异常。

（9）缺少生产文件。

（10）纯化水供水系统。

（11）监测结果超出规定限度。

（12）在生产/包装区域发现昆虫。

（13）计量仪器的校准不合格。

（14）超出时限的维护。

（15）一批内设备连续停止超过 3 小时。

（16）一批内设备同一故障停止超过 3 次。

（17）其他重大事件和结果。

10.5.2.6　每一份偏差报告中，相关责任人应提出下列信息：

（1）产品物料号和产品名称。

（2）批号。

（3）偏差发现者。

（4）发现了什么偏差。

（5）偏差发现的时间和日期。

（6）向主管报告偏差的时间和日期。

（7）差异/失败的详细描述。

（8）发生偏差的可能原因或解释。

（9）差异在药物的风险性中的分类。

（10）陈述是否影响其他的批次。

（11）生产管理部门负责人通知的人员。

（12）通知的时间和日期。

（13）生产是否停止。

（14）最初采取的措施。

10.5.2.7　生产管理负责人必须提出下列信息：偏差是否影响注册内容；是否同意已采取的措施；如需要，应追加其他措施。

10.5.2.8　当涉及工程部、采购部或物流管理部等部门时，各部门经理应就涉及本部门部分的内容提出意见和相应的措施。

10.5.2.9　质量管理负责人应做出综述，包括偏差是否影响产品质量，对本批产品需要采取的追加措施，防止这类偏差今后再次发生的措施。

10.5.2.10 每份偏差报告都应有"完成日期"的规定。每个偏差报告的"完成日期"应予以记录。质量管理负责人须在完成的偏差报告上签字确认,表示确认相应措施已经落实。

10.5.2.11 为防止再次发生同样的差异,QA 相关人员定期对措施的落实情况进行追踪,生产、工程、QA/QC 及企业负责人在每个月的质量会议上商讨对悬而未决及未按期落实的措施。

10.5.3 检查要点

10.5.3.1 企业是否建立了偏差处理操作规程。操作规程中是否详细规定了偏差的类别、责任部门、人员以及偏差处理的具体程序和记录,偏差的定义是否科学合理。

10.5.3.2 企业是否制定了年度变更偏差汇总表(报告)。通过汇总表记录的偏差数量和偏差类别,分析判断企业的总体生产质量管理水平、生产设备的稳定性和可靠性以及偏差处理的真实性和完整性。可在汇总表中每种偏差选择一个,结合批记录,查阅偏差处理记录。

10.5.3.3 查阅偏差处理记录时,检查企业是否查找了产生偏差的根本原因,是否针对根本原因采取了恰当的措施。符合引入 CAPA 程序条件时,是否引入了 CAPA;符合引入变更管理程序条件时,是否引入了变更管理。偏差处理是否在规定时限内完成,如未完成是否说明理由。

10.5.3.4 在生产现场询问生产操作人员是否了解偏差处理的规定,是否与偏差处理操作规程的规定一致。如哪些差异和问题属于偏差,偏差报告的层级和时限以及偏差的记录等。

10.5.3.5 查阅关键生产设备档案或使用日志,对照检查是否存在发生偏差而未按规定进行处理的情况。

10.6 纠正措施和预防措施(CAPA)

10.6.1 概述

本节规定了企业实施 CAPA 的总体要求。系统规定了企业对那些方面要采取 CAPA、实施 CAPA 操作规程的制定、CAPA 的记录及责任部门的确定。CAPA 是风险管理的重要组成部分,是质量管理体系的重要因素,应用于产品的整个生命周期。

10.6.2 基本要求

10.6.2.1 纠正措施是指采取措施纠正错误或偏差,并消除引起不符合、偏差或其他意料外事件的根本原因,以防止其再次发生。预防措施是指采取措施消除可能引起不符合、偏差或其他意料外事件的根本原因,以防止其发生。

10.6.2.2 适用范围

CAPA 适用于但不限于基于以下原因产生的纠正措施和预防措施:质量保证报告、实验室调查报告、OOS、趋势分析、产品质量回顾分析、变更控制、对内、外审计、产品投诉/退货/召回的调查、供应商投诉的调查、环境监测、公用系统监测、产品稳定性考察、验证、政策法规变动等。

10.6.2.3 CAPA 的制定

CAPA 执行过程中，可能会与其他系统链接起来，如变更系统、风险管理系统等，在 CAPA 程序中应明确描述 CAPA 系统与其他系统的链接关系。

（1）有关偏差、投诉和变更的 CAPA 的制定和实施，可纳入各自相关规程，由相关规程规定的负责人进行维护和追踪。

（2）其他 CAPA 内容的制定由 QA 与相关责任人进行，应基于改进错误和预防再度发生的角度，评估受到影响的所有方面，制定全面的 CAPA 措施。可以包括规程的变更，人员的培训，过程的改进等等，必要时可以启用变更申请。

（3）CAPA 中应明确责任人职责和完成日期，原则上完成日期应在 CAPA 确定后 30 天之内。如果需更长期限，应在 CAPA 的描述中说明原因或具体的理由，如：行动的需要、有关费用、CAPA 的直接影响和培训的要求等。

10.6.2.4 CAPA 的追踪和批准（有关偏差、投诉和变更的 CAPA 范围之外）：

所有的 CAPA 都应明确定义行动的具体内容，谁负责执行，完成期限，谁负责跟踪其完成情况，谁负责评估其有效性，谁负责最终关闭该项目等内容。

（1）QA 负责将批准的 CAPA 通知给相关责任人。

（2）QA 负责追踪 CAPA 完成记录，确保在指定日期内完成，并对未能及时完成的 CAPA 进行追踪、未完成的原因，并和相关人员一起重新评估，再次确定相关措施和完成的日期。此后每隔 30 天提交中期报告直到终期 CAPA 完成并获得批准。如果在 CAPA 超过 90 天内仍没有获得最终批准，QA 经理应将中期 CAPA 提交质量审核小组。包括调查的现状，延迟的理由及预计完成的时间。

（3）CAPA 结束后，QA 和相关负责人对其有效性进行评估，由质量管理负责人进行最终批准。

10.6.2.5 质量管理体系持续改进流程图（图 10-3）。

10.6.3 检查要点

10.6.3.1 企业是否建立了 CAPA 的操作规程。操作规程中是否详细规定了 CAPA 分析数据来源、原因分析、相应采取的措施、效果评估以及记录，CAPA 概念是否清晰明确。

10.6.3.2 查阅年度 CAPA 实施情况一览表（或报告），选择查阅实施 CAPA 的记录。可将实施 CAPA 报告与产品质量回顾分析报告、变更报告交叉核对，以检查企业是否有遗漏以及是否正确理解各种管理程序之间的联系。

10.6.3.3 检查企业是否对所有可能产生 CAPA 的质量数据来源进行统计分析，是否确定了已经发生和潜在的质量问题。是否查找了产生问题的根本原因。是否问题重复发生但没有去解决。是否通过风险评估来决定所采取的 CAPA。

10.6.3.4 检查企业是否通过 CAPA 系统，不仅从个体性缺陷的角度结合具体问题采取 CAPA，而且通过对单一缺陷的统计、分析评估、追踪管理，进而发现共性

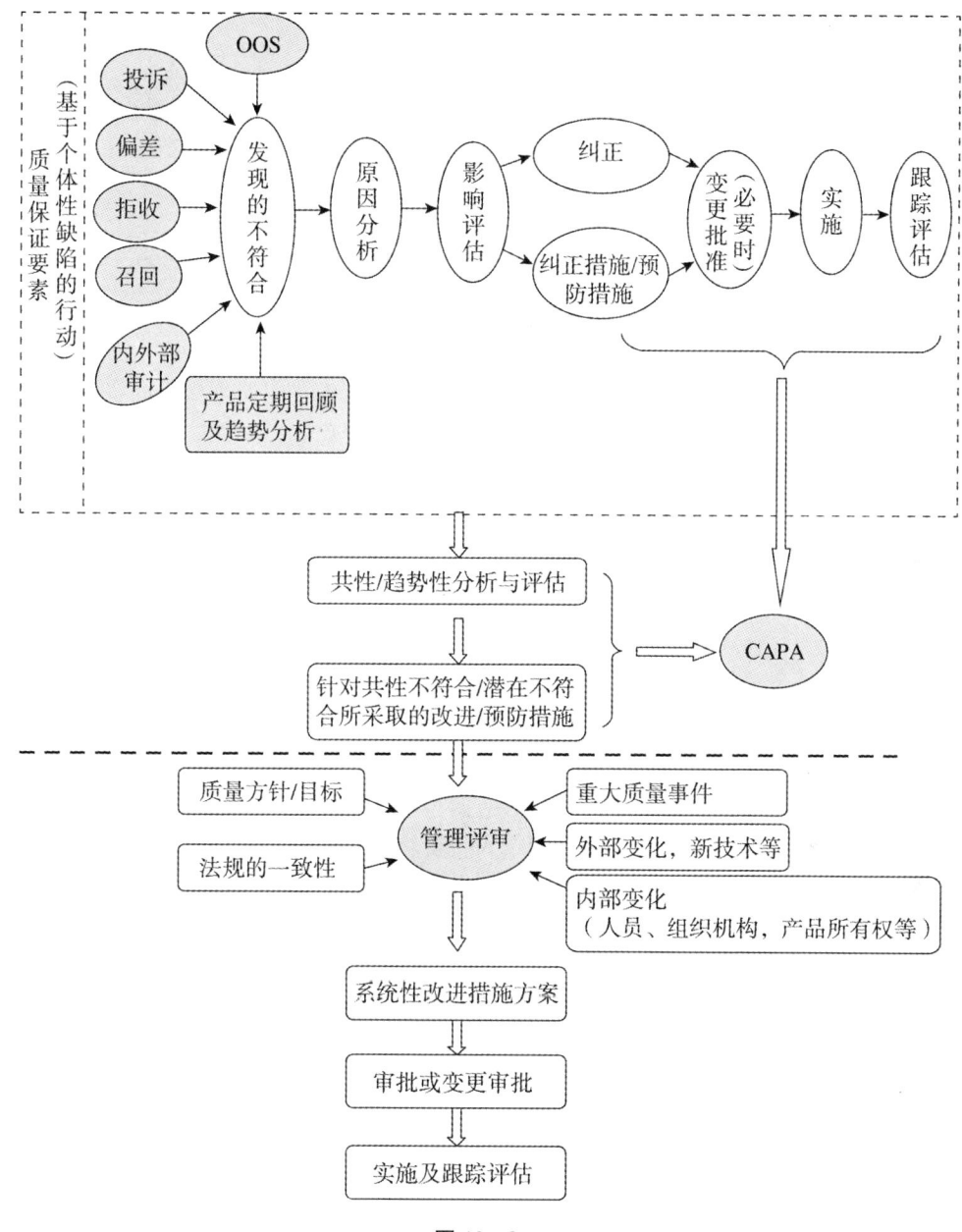

图 10-3

的缺陷并采取 CAPA，从而实施持续改进。

10.6.3.5 检查企业是否对 CAPA 的有效性进行评估。如果评估未通过或仍需改进，则仍由原负责人再次展开 CAPA，直到获得最终批准。

10.7 供应商的评估和批准

10.7.1 概述

企业应建立对供应商的评估和批准的程序，并执行，以最大限度地保证所采购物料具有恒定的质量，从而保证最终产品质量的稳定性。

10.7.2 基本要求

10.7.2.1 质量管理部门应对所有生产用物料的供应商进行质量评估，组织对主要物料供应商的质量体系进行现场质量审计，并对质量评估不符合要求的供应商行使否决权。

10.7.2.2 应建立物料供应商评估和批准的操作规程，明确供应商的资质、选择的原则、质量评估方式、评估标准、物料供应商批准的程序。

10.7.2.3 质量管理部门应指定专人负责物料供应商评估的管理。

10.7.2.4 质量管理部门应向物料管理部门分发经批准的合格供应商名单，并及时更新。

10.7.2.5 质量管理部门应与主要物料供应商签订质量协议，明确双方所承担的质量责任。

10.7.2.6 应对每家物料供应商建立质量档案。

10.7.3 检查要点

10.7.3.1 企业是否建立供应商的评估与批准程序。明确供应商的资质、选择的原则、质量评估方式、评估标准、物料供应商批准的程序。

10.7.3.2 质量管理部门是否指定专人负责物料供应商质量评估和现场质量审计的管理。被指定的人员是否具有相关的法规和专业知识，具有足够的质量评估和现场质量审计的实践经验。

10.7.3.3 质量管理部门是否对所有生产用物料的供应商进行质量评估。

10.7.3.4 企业是否在综合考虑企业所生产的药品质量风险、物料用量以及物料对药品质量的影响程度等因素的前提下，依据重要程度对物料进行分类管理，明确主要物料。

10.7.3.5 质量管理部门是否定期组织对主要物料供应商的质量体系进行现场质量审计，是否明确规定审计内容、周期、审计人员的组成及资质。需采用样品小批量试生产的，是否明确生产批量、生产工艺、产品质量标准、稳定性考察方案。

10.7.3.6 改变物料供应商，是否对新的供应商进行质量评估；改变主要物料供应商的，是否对产品进行相关的验证及稳定性考察。

10.7.3.7 质量管理部门对物料供应商的评估是否包括：供应商的资质证明文件、质量标准、检验报告、企业对物料样品的检验数据和报告。如进行现场质量审计和样品小批量试生产的，还应包括现场质量审计报告以及小试产品的质量检验报告和稳定性考察报告。

10.7.3.8 质量管理部门是否对质量评估不符合要求的供应商行使否决权。

10.7.3.9 是否有经批准的合格供应商名单,该名单内容是否包括物料名称、规格、质量标准、生产商名称和地址、经销商（如有）名称等；是否分发给物料采购、仓储及质量控制等相关部门。

10.7.3.10 现场物料的供应商是否为合格供应商名单中所列的供应商,合格供应商名单是否及时更新。

10.7.3.11 主要物料是否有备用的合格供应商。

10.7.3.12 是否制定供应商现场审计计划并得到批准,是否按计划执行。

10.7.3.13 现场审计是否有审计报告,检查内容是否全面、规范,报告是否得到批准。

10.7.3.14 与主要供应商是否签订质量保证协议,明确双方所承担的质量责任。是否规定供应商在生产条件、工艺、质量标准和检验方法等可能影响质量的关键因素发生重大改变时,应及时通知企业。

10.7.3.15 是否对物料质量进行定期回顾,分析物料质量检验结果、质量投诉和不合格处理记录。如物料出现质量问题或生产条件、工艺、质量标准和检验方法等可能影响质量的关键因素发生重大改变时,是否尽快进行相关的现场质量审计。

10.7.3.16 是否对每家物料供应商建立质量档案；供应商档案内容是否完整,是否包括供应商的资质证明文件、质量协议、质量标准、样品检验数据和报告、供应商的检验报告、现场质量审计报告、产品稳定性考察报告、定期的质量回顾分析报告等。对于有时效性的档案内容是否及时索取最新有效版本。

10.8 产品质量回顾分析

10.8.1 概述

企业应定期进行产品质量回顾,原则上不得少于每年一次,以确认工艺稳定可靠,以及原辅料、成品现行质量标准的适用性,及时发现不良趋势,确定产品及工艺改进的方向,从而实现产品质量的持续改进。

10.8.2 基本要求

10.8.2.1 应当建立产品质量回顾的程序,每年对所有生产的药品按品种进行产品质量回顾分析。

10.8.2.2 回顾分析应当有报告。

10.8.2.3 应当对回顾分析的结果进行评估,提出是否需要采取纠正和预防措施或进行再确认或再验证的评估意见及理由,并及时、有效地完成整改。

10.8.3 检查要点

10.8.3.1 企业是否建立产品质量回顾的程序。

10.8.3.2 查看产品质量回顾报告,回顾内容是否齐全,是否包括以下内容：

(1) 产品所用原辅料的所有变更,尤其是来自新供应商的原辅料。

(2) 关键中间控制点及成品的检验结果。

(3) 所有不符合质量标准的批次及其调查。

（4）所有重大偏差及相关的调查、所采取的整改措施和预防措施的有效性。

（5）生产工艺或检验方法等的所有变更。

（6）已批准或备案的药品注册所有变更。

（7）稳定性考察的结果及任何不良趋势。

（8）所有因质量原因造成的退货、投诉、召回及调查。

（9）与产品工艺或设备相关的纠正措施的执行情况和效果。

（10）新获批准和有变更的药品，按照注册要求上市后应当完成的工作情况。

（11）相关设备和设施，如空调净化系统、水系统、压缩空气等的确认状态。

（12）委托生产或检验的技术合同履行情况。

10.8.3.3 产品质量回顾报告是否对回顾分析的结果进行评估，并提出持续改进的建议。

10.8.3.4 是否按照报告提出的建议，及时、有效地完成整改。

10.9 投诉与不良反应报告

10.9.1 概述

企业应设专人负责投诉与不良反应的管理，建立相应制度，及时处理患者投诉，持续改进产品质量；主动收集药品不良反应，并按规定向药品监督管理部门报告。

10.9.2 基本要求

10.9.2.1 应建立药品不良反应报告和监测管理制度，设立专门机构并配备专职人员负责管理。

10.9.2.2 应主动收集药品不良反应，对不良反应应当详细记录、评价、调查和处理，及时采取措施控制可能存在的风险，并按照要求向药品监督管理部门报告。

10.9.2.3 应建立质量投诉登记、评价、调查和处理的程序。

10.9.2.4 应有专人及足够的辅助人员负责进行质量投诉的调查和处理，所有投诉、调查的信息应当向质量受权人通报。

10.9.2.5 投诉调查和处理应当有记录，并定期回顾。

10.9.2.6 企业出现生产失误、药品变质或其他重大质量问题，应及时采取相应措施，必要时还应向当地药品监督管理部门报告。

10.9.3 检查要点

10.9.3.1 不良反应检查要点

（1）是否设立专门机构并配备专职人员负责药品不良反应报告和监测。

（2）是否建立药品不良反应报告和监测管理制度，是否规定主动收集药品不良反应，方法是否切实可行。

（3）对不良反应是否详细记录、评价、调查和处理，是否及时采取措施控制可能存在的风险。

（4）是否按照要求向药品监督管理部门报告。

10.9.3.2 投诉检查要点

（1）是否建立质量投诉登记、评价、调查和处理的程序，并规定因可能的产品缺陷发生投诉时所采取的措施，包括考虑是否有必要从市场召回药品。

（2）是否有专人负责进行质量投诉的调查和处理。

（3）是否所有投诉都进行登记与审核，与产品质量缺陷有关的投诉，是否详细记录投诉的各个细节，并进行调查。当发现或怀疑某批药品存在缺陷时，是否进行恰当的处理；必要时，是否对相关批次的药品进行调查与处理。

（4）是否出现生产失误、药品变质或其他重大质量问题，是否及时采取相应措施，必要时是否向当地药品监督管理部门报告。

（5）是否定期回顾分析投诉记录，以便发现需要警觉、重复出现以及可能需要从市场召回药品的问题，并采取相应措施。

（6）所有投诉、调查的信息及处理情况是否向质量受权人通报。

11
委托生产和委托检验

11.1 概述

委托生产和委托检验应主要关注委托的内容是否正确无误地予以明确，委托方、受托方在执行过程中是否严格监控。防范因委托合同质量责任不清而造成的产品质量问题和影响检验结果的准确性与可靠性。

11.2 基本要求

11.2.1 委托方和受托方必须签订书面合同，明确规定各方责任、委托生产或委托检验的内容及相关的技术事项。委托检验合同应明确受托方有义务接受药品监督管理部门检查。

11.2.2 委托生产或委托检验的所有活动，包括在技术或其他方面拟采取的任何变更，均应符合药品生产许可和注册的有关要求。

11.2.3 委托方应对受托方进行评估，对受托方的条件、技术水平、质量管理情况进行现场考核，确认其具有完成受托工作的能力，并能保证符合药品 GMP 的要求。

11.2.4 委托方应向受托方提供所有必要的资料，以使受托方能够按照药品注册和其他法定要求正确实施所委托的操作。

11.2.5 委托方应使受托方充分了解与产品或操作相关的各种问题，包括产品或操作对受托方的环境、厂房、设备、人员及其他物料或产品可能造成的危害。

11.2.6 委托方应对受托生产或检验的全过程进行监督。

11.2.7 委托方应确保物料和产品符合相应的质量标准。

11.2.8 受托方必须具备足够的厂房、设备、知识和经验以及人员，满足委托方所委托的生产或检验工作的要求。

11.2.9 受托方应确保所收到委托方提供的物料、中间产品和待包装产品适用于预定用途。

11.2.10 受托方不得从事对委托生产或检验的产品质量有不利影响的活动。

11.2.11 委托方与受托方之间签订的合同应详细规定各自的产品生产和控制职责，其中的技术性条款应当由具有制药技术、检验专业知识和熟悉本规范的主管人员拟订。委托生产及检验的各项工作必须符合药品生产许可和药品注册的有关要求并经双方同意。

11.2.12　合同应详细规定质量受权人批准放行每批药品的程序,确保每批产品都已按照药品注册的要求完成生产和检验。

11.2.13　合同应规定何方负责物料的采购、检验、放行、生产和质量控制(包括中间控制),还应规定何方负责取样和检验。

11.2.14　在委托检验的情况下,合同应规定受托方是否在委托方的厂房内取样。

11.2.15　合同应规定由受托方保存的生产、检验和发运记录及样品,委托方应能够随时调阅或检查;出现投诉、怀疑产品有质量缺陷或召回时,委托方应能够方便地查阅所有与评价产品质量相关的记录。

11.2.16　合同应明确规定委托方可以对受托方进行检查或现场质量审计。

11.3　检查要点

11.3.1　委托生产检查要点

11.3.1.1　《药品委托生产批件》是否在有效期内。

11.3.1.2　是否签订委托生产合同。合同内容是否符合药品GMP有关规定,是否严格执行合同,签订委托合同前,委托方是否对受托方进行评估,对受托方的条件、技术水平、质量管理情况进行现场考核,确认其是否具有完成受托工作的能力,并能保证符合药品GMP的要求。

11.3.1.3　委托方是否制定了委托生产药品的生产工艺、包装、贮存和运输的质量保证措施和管理制度。

11.3.1.4　委托方是否向受托方提供了委托生产药品的技术和质量文件。

11.3.1.5　委托方是否派生产质量技术人员进行生产全过程的质量监控和技术指导,批生产记录上是否有委托方质量技术人员的签名。

11.3.1.6　是否对委托生产品种进行验证。

11.3.1.7　成品检验是否严格执行国家标准;成品贮存、运输是否符合规定;每批产品是否留样;批生产记录是否按规定记录、保存。

11.3.1.8　质量受权人是否审核批生产、检验记录后放行成品。

11.3.1.9　委托方是否负责委托生产药品的销售。

11.3.1.10　受托方是否具备受托生产药品的生产条件,是否有将部分工序转包的情况。

11.3.1.11　受托方对委托加工药品是否建立了严格的管理措施以防止污染和混淆。

11.3.1.12　受托方质量技术人员和岗位操作人员是否经过委托方的培训。

11.3.1.13　是否对委托生产的产品进行质量回顾。

11.3.1.14　是否对委托合同进行回顾审核,是否确保及时更新内容,并对执行情况进行审核。

11.3.2　委托检验检查要点

11.3.2.1　是否签订委托检验合同。签订委托检验合同前,委托方是否按照检验需求、检验依据、样品及资料，对受托方的检验能力能否满足委托检验要求进行评估，确定是否委托检验。

委托检验合同内容应当包括委托项目、委托时限、对样品的要求、样品的状态、检验依据、异议处理、样品处理方式和保存期、双方权利和义务等约定。

11.3.2.2 受托方是否具备相应的检验条件和能力，是否取得授权和资质认定，并在授权和资质认定的范围内开展委托检验工作。是否存在超资质认定范围检验情况，是否存在超资质认定范围使用资质认定标识。

11.3.2.3 从事委托检验的人员是否具备相应的专业知识和技能，经过岗位培训，并按规定具备相应资质。

11.3.2.4 受托方的仪器设备、设施和环境是否符合委托检验的要求。

11.3.2.5 受托方需要是否按规定对样品的接受、标识、贮存、流转和处理进行管理，并保存有关记录。

11.3.2.6 是否有委托检验品种检验结果超标调查的操作规程。

11.3.2.7 检验记录是否完整并可溯源；检验结果的报告是否规范；委托检验的原始记录、委托检验结果的报告是否按照规定保存。

11.3.2.8 是否对委托合同进行回顾审核，是否确保及时更新内容，并对执行情况进行审核。

12 产品发运与召回

12.1 概述

药品在运输过程中的环境温度与湿度对抗结核固定剂量复方制剂影响较大，高温、高湿易使药品中有关物质增多而降低药品质量并可能带来其他方面的质量问题，特别是在高温、高湿条件下随着运输时间的增长，这些影响会更加明显，因此在特殊的气候条件（如夏季、梅雨季节等）和特定的地理区域（如南方地区等）时，应对产品发运过程中可能对药品质量的各种影响因素应格外加以关注。

运输过程中应尽可能满足对环境参数的要求，如在特殊条件下，可能无法满足要求时，建议进行研究以证明在极端温、湿度和运输时间情况下，能确保药品质量。

企业应建立药品退货的操作规程，并有相应的记录，内容至少应包括：产品名称、批号、规格、数量、退货单位及地址、退货原因及日期、最终处理意见。同一产品同一批号不同渠道的退货应分别记录、存放和处理。

只有经检查、检验和调查，有证据证明退货质量未受影响，且经质量管理部门根据操作规程评价后，方可考虑将退货重新包装、重新发运销售。评价考虑的因素至少应包括药品的性质、所需的贮存条件、药品的现状、历史，以及发运与退货之间的间隔时间等因素。不符合贮存和运输要求的退货，应在质量管理部门监督下予以销毁。对退货质量存有怀疑时，不得重新发运。

应指定专人负责组织协调召回工作，并配备足够数量的人员。产品召回负责人应独立于销售和市场部门；如产品召回负责人不是质量受权人，则应向质量受权人通报召回处理情况。对任何一批存在安全隐患的药品，均可迅速、有效地从市场召回。应制定召回操作规程，确保召回工作的有效性。建议定期进行模拟召回以评估召回系统的有效性。召回的进展过程应有记录，并有最终报告。产品发运数量、已召回数量以及数量平衡情况应在报告中予以说明。因产品存在安全隐患决定从市场召回的，应立即向当地药品监督管理部门报告。

建议逐步采用电子计算机进行销售全过程的管理，所有销售管理方面的记录都可存储于电子计算机内，但要注意保密和防止数据丢失。

12.2 基本要求

12.2.1 企业应建立药品发运和召回系统，必要时可迅速、有效地从市场召回任何一批存在安全隐患的产品。

12.2.2　因质量原因退货和召回的产品，均应按照规定监督销毁，有证据证明退货产品质量未受影响的除外。

12.2.3　每批产品均应当有发运记录。根据发运记录，应能够追查每批产品的销售情况，必要时应当能够及时全部追回，发运记录内容应当包括：产品名称、规格、批号、数量、收货单位和地址、联系方式、发货日期、运输方式等。

12.2.4　药品发运的零头包装只限两个批号为一个合箱，合箱外应标明全部批号，并建立合箱记录。

12.2.5　发运记录应至少保存至药品有效期后一年。

12.2.6　应制定召回操作规程，确保召回工作的有效性。

12.2.7　应指定专人负责组织协调召回工作，并配备足够数量的人员。产品召回负责人应独立于销售和市场部门；如产品召回负责人不是质量受权人，则应当向质量受权人通报召回处理情况。

12.2.8　召回应当能够随时启动，并迅速实施。

12.2.9　因产品存在安全隐患决定从市场召回的，应立即向当地药品监督管理部门报告。

12.2.10　产品召回负责人应能够迅速查阅到药品发运记录。

12.2.11　已召回的产品应有标识，并单独、妥善贮存，等待最终处理决定。

12.2.12　召回的进展过程应当有记录，并有最终报告。产品发运数量、已召回数量以及数量平衡情况应当在报告中予以说明。

12.2.13　应当定期对产品召回系统的有效性进行评估。

12.3　检查要点

12.3.1　不合格的成品、退货或召回的产品，是否存放在受控制的区域。

12.3.2　是否建立药品退货的操作规程，并有相应的记录。

12.3.3　退货处理的过程和结果是否有相应记录。

12.3.4　是否已建立产品召回系统并能保证在必要时可迅速、有效地从市场召回任何一批存在安全隐患的产品。

12.3.5　是否对质量受影响的退货、召回产品按照规定监督销毁。

12.3.6　是否每批产品均有发运记录且记录完整并按规定保存。

12.3.7　在无法满足药品对环境参数要求时进行发运，是否发运记录有应尽可能详尽的描述。

12.3.8　是否配备专人负责组织协调召回工作。

12.3.9　是否有召回进展过程的记录并有最终报告。

12.3.10　是否定期对产品召回系统的有效性进行评估。

13 自　检

13.1 概述

应制定自检规程或工作程序。通过企业自检，对本企业人员、厂房、设备、文件、生产、质量控制、药品销售，用户投诉和产品召回的处理等项目定期进行检查，以证实本企业能按照《药品生产质量管理规范》组织生产和进行质量管理，评价药品生产的全过程，发现缺陷，纠正偏差，提出改进建议和措施。

13.2 基本要求

13.2.1　质量管理部门应当定期组织对企业进行自检，监控本规范的实施情况，评估企业是否符合本规范要求，并提出必要的纠正和预防措施。

13.2.2　自检应有计划，对机构与人员、厂房与设施、设备、物料与产品、确认与验证、文件管理、生产管理、质量控制与质量保证、委托生产与委托检验、产品发运与召回等项目定期进行检查。

13.2.3　应由企业指定人员进行独立、系统、全面的自检，也可由外部人员或专家进行独立的质量审计。

13.2.4　自检应有记录。自检完成后应有自检报告，内容至少包括自检过程中观察到的所有情况、评价的结论以及提出纠正和预防措施的建议。自检情况应报告企业高层管理人员。

13.3 检查要点

13.3.1　是否有自检计划。

13.3.2　自检内容是否全面。自检内容至少应包括：机构与人员、厂房与设施、设备、物料与产品、确认与验证、文件管理、生产管理、质量控制与质量保证、委托生产与委托检验、产品发运与召回等项目。

13.3.3　是否按自检计划定期进行检查。

13.3.4　自检人员是否具有相关的资质或能力进行独立、系统、全面的自检。

13.3.5　是否有自检记录和自检报告。

13.3.6　是否将自检情况报告企业高层管理人员，并对自检中提出的纠正和预防措施建议进行评价或实施。

14 参考文献

[1] International Organization for Standardization. ISO 9000:2005 Quality management systems-Fundamentals and vocabulary. http://www.iso.org/iso/catalogue_detail?csnumber=42180.

[2] International Conference on Harmonisation. Quality Guidelines Q9:Quality risk management. http://www.ich.org/fileadmin/Public_Web_Site/ICH_Products/Guidelines/Quality/Q9/Step4/Q9_Guideline.pdf.

[3] GMP Manual. http://www.gmp-manual.com.

[4] 庄越,曹宝成,萧瑞祥. 实用药物制剂技术. 北京:人民卫生出版社,1999.

[5] 李范珠. 药物致粒技术. 北京:化学工业出版社,2007.

[6] Cole G, Hogan J, Aulton ME. Pharmaceutical coating technology. Abingdon:Taylor & Francis Ltd,1995//郑俊民. 片剂包衣的工艺和原理. 北京:中国医药科技出版社,2001.

[7] Dean DA, Evans ER, Hall IH. Pharmaceutical packaging technology. Abingdon:Taylor & Francis Ltd,2000//徐晖,杨丽. 药品包装技术. 北京:化学工业出版社,2006.

附录 1
《药品生产质量管理规范（2010 年修订）》

第一章 总 则

第一条 为规范药品生产质量管理，根据《中华人民共和国药品管理法》、《中华人民共和国药品管理法实施条例》，制定本规范。

第二条 企业应当建立药品质量管理体系。该体系应当涵盖影响药品质量的所有因素，包括确保药品质量符合预定用途的有组织、有计划的全部活动。

第三条 本规范作为质量管理体系的一部分，是药品生产管理和质量控制的基本要求，旨在最大限度地降低药品生产过程中污染、交叉污染以及混淆、差错等风险，确保持续稳定地生产出符合预定用途和注册要求的药品。

第四条 企业应当严格执行本规范，坚持诚实守信，禁止任何虚假、欺骗行为。

第二章 质量管理

第一节 原 则

第五条 企业应当建立符合药品质量管理要求的质量目标，将药品注册的有关安全、有效和质量可控的所有要求，系统地贯彻到药品生产、控制及产品放行、贮存、发运的全过程中，确保所生产的药品符合预定用途和注册要求。

第六条 企业高层管理人员应当确保实现既定的质量目标，不同层次的人员以及供应商、经销商应当共同参与并承担各自的责任。

第七条 企业应当配备足够的、符合要求的人员、厂房、设施和设备，为实现质量目标提供必要的条件。

第二节 质量保证

第八条 质量保证是质量管理体系的一部分。企业必须建立质量保证系统，同时建立完整的文件体系，以保证系统有效运行。

第九条 质量保证系统应当确保：
（一）药品的设计与研发体现本规范的要求；
（二）生产管理和质量控制活动符合本规范的要求；
（三）管理职责明确；
（四）采购和使用的原辅料和包装材料正确无误；
（五）中间产品得到有效控制；
（六）确认、验证的实施；

（七）严格按照规程进行生产、检查、检验和复核；

（八）每批产品经质量受权人批准后方可放行；

（九）在贮存、发运和随后的各种操作过程中有保证药品质量的适当措施；

（十）按照自检操作规程，定期检查评估质量保证系统的有效性和适用性。

第十条 药品生产质量管理的基本要求：

（一）制定生产工艺，系统地回顾并证明其可持续稳定地生产出符合要求的产品；

（二）生产工艺及其重大变更均经过验证；

（三）配备所需的资源，至少包括：

1. 具有适当的资质并经培训合格的人员；
2. 足够的厂房和空间；
3. 适用的设备和维修保障；
4. 正确的原辅料、包装材料和标签；
5. 经批准的工艺规程和操作规程；
6. 适当的贮运条件。

（四）应当使用准确、易懂的语言制定操作规程；

（五）操作人员经过培训，能够按照操作规程正确操作；

（六）生产全过程应当有记录，偏差均经过调查并记录；

（七）批记录和发运记录应当能够追溯批产品的完整历史，并妥善保存、便于查阅；

（八）降低药品发运过程中的质量风险；

（九）建立药品召回系统，确保能够召回任何一批已发运销售的产品；

（十）调查导致药品投诉和质量缺陷的原因，并采取措施，防止类似质量缺陷再次发生。

第三节 质量控制

第十一条 质量控制包括相应的组织机构、文件系统以及取样、检验等，确保物料或产品在放行前完成必要的检验，确认其质量符合要求。

第十二条 质量控制的基本要求：

（一）应当配备适当的设施、设备、仪器和经过培训的人员，有效、可靠地完成所有质量控制的相关活动；

（二）应当有批准的操作规程，用于原辅料、包装材料、中间产品、待包装产品和成品的取样、检查、检验以及产品的稳定性考察，必要时进行环境监测，以确保符合本规范的要求；

（三）由经授权的人员按照规定的方法对原辅料、包装材料、中间产品、待包装产品和成品取样；

（四）检验方法应当经过验证或确认；

（五）取样、检查、检验应当有记录，偏差应当经过调查并记录；

（六）物料、中间产品、待包装产品和成品必须按照质量标准进行检查和检验，并有记录；

（七）物料和最终包装的成品应当有足够的留样，以备必要的检查或检验；除最终包装容器过大的成品外，成品的留样包装应当与最终包装相同。

第四节　质量风险管理

第十三条　质量风险管理是在整个产品生命周期中采用前瞻或回顾的方式，对质量风险进行评估、控制、沟通、审核的系统过程。

第十四条　应当根据科学知识及经验对质量风险进行评估，以保证产品质量。

第十五条　质量风险管理过程所采用的方法、措施、形式及形成的文件应当与存在风险的级别相适应。

第三章　机构与人员

第一节　原　则

第十六条　企业应当建立与药品生产相适应的管理机构，并有组织机构图。

企业应当设立独立的质量管理部门，履行质量保证和质量控制的职责。质量管理部门可以分别设立质量保证部门和质量控制部门。

第十七条　质量管理部门应当参与所有与质量有关的活动，负责审核所有与本规范有关的文件。质量管理部门人员不得将职责委托给其他部门的人员。

第十八条　企业应当配备足够数量并具有适当资质（含学历、培训和实践经验）的管理和操作人员，应当明确规定每个部门和每个岗位的职责。岗位职责不得遗漏，交叉的职责应当有明确规定。每个人所承担的职责不应当过多。

所有人员应当明确并理解自己的职责，熟悉与其职责相关的要求，并接受必要的培训，包括上岗前培训和继续培训。

第十九条　职责通常不得委托给他人。确需委托的，其职责可委托给具有相当资质的指定人员。

第二节　关键人员

第二十条　关键人员应当为企业的全职人员，至少应当包括企业负责人、生产管理负责人、质量管理负责人和质量受权人。

质量管理负责人和生产管理负责人不得互相兼任。质量管理负责人和质量受权人可以兼任。应当制定操作规程确保质量受权人独立履行职责，不受企业负责人和其他人员的干扰。

第二十一条　企业负责人

企业负责人是药品质量的主要责任人，全面负责企业日常管理。为确保企业实现质量目标并按照本规范要求生产药品，企业负责人应当负责提供必要的资源，合理计划、组织和协调，保证质量管理部门独立履行其职责。

第二十二条 生产管理负责人

（一）资质：

生产管理负责人应当至少具有药学或相关专业本科学历（或中级专业技术职称或执业药师资格），具有至少三年从事药品生产和质量管理的实践经验，其中至少有一年的药品生产管理经验，接受过与所生产产品相关的专业知识培训。

（二）主要职责：

1. 确保药品按照批准的工艺规程生产、贮存，以保证药品质量；
2. 确保严格执行与生产操作相关的各种操作规程；
3. 确保批生产记录和批包装记录经过指定人员审核并送交质量管理部门；
4. 确保厂房和设备的维护保养，以保持其良好的运行状态；
5. 确保完成各种必要的验证工作；
6. 确保生产相关人员经过必要的上岗前培训和继续培训，并根据实际需要调整培训内容。

第二十三条 质量管理负责人

（一）资质：

质量管理负责人应当至少具有药学或相关专业本科学历（或中级专业技术职称或执业药师资格），具有至少五年从事药品生产和质量管理的实践经验，其中至少一年的药品质量管理经验，接受过与所生产产品相关的专业知识培训。

（二）主要职责：

1. 确保原辅料、包装材料、中间产品、待包装产品和成品符合经注册批准的要求和质量标准；
2. 确保在产品放行前完成对批记录的审核；
3. 确保完成所有必要的检验；
4. 批准质量标准、取样方法、检验方法和其他质量管理的操作规程；
5. 审核和批准所有与质量有关的变更；
6. 确保所有重大偏差和检验结果超标已经过调查并得到及时处理；
7. 批准并监督委托检验；
8. 监督厂房和设备的维护，以保持其良好的运行状态；
9. 确保完成各种必要的确认或验证工作，审核和批准确认或验证方案和报告；
10. 确保完成自检；
11. 评估和批准物料供应商；
12. 确保所有与产品质量有关的投诉已经过调查，并得到及时、正确的处理；
13. 确保完成产品的持续稳定性考察计划，提供稳定性考察的数据；
14. 确保完成产品质量回顾分析；
15. 确保质量控制和质量保证人员都已经过必要的上岗前培训和继续培训，并根据实际需要调整培训内容。

第二十四条 生产管理负责人和质量管理负责人通常有下列共同的职责：

（一）审核和批准产品的工艺规程、操作规程等文件；

（二）监督厂区卫生状况；

（三）确保关键设备经过确认；

（四）确保完成生产工艺验证；

（五）确保企业所有相关人员都已经过必要的上岗前培训和继续培训，并根据实际需要调整培训内容；

（六）批准并监督委托生产；

（七）确定和监控物料和产品的贮存条件；

（八）保存记录；

（九）监督本规范执行状况；

（十）监控影响产品质量的因素。

第二十五条　质量受权人

（一）资质：

质量受权人应当至少具有药学或相关专业本科学历（或中级专业技术职称或执业药师资格），具有至少五年从事药品生产和质量管理的实践经验，从事过药品生产过程控制和质量检验工作。

质量受权人应当具有必要的专业理论知识，并经过与产品放行有关的培训，方能独立履行其职责。

（二）主要职责：

1. 参与企业质量体系建立、内部自检、外部质量审计、验证以及药品不良反应报告、产品召回等质量管理活动；

2. 承担产品放行的职责，确保每批已放行产品的生产、检验均符合相关法规、药品注册要求和质量标准；

3. 在产品放行前，质量受权人必须按照上述第 2 项的要求出具产品放行审核记录，并纳入批记录。

第三节　培　训

第二十六条　企业应当指定部门或专人负责培训管理工作，应当有经生产管理负责人或质量管理负责人审核或批准的培训方案或计划，培训记录应当予以保存。

第二十七条　与药品生产、质量有关的所有人员都应当经过培训，培训的内容应当与岗位的要求相适应。除进行本规范理论和实践的培训外，还应当有相关法规、相应岗位的职责、技能的培训，并定期评估培训的实际效果。

第二十八条　高风险操作区（如：高活性、高毒性、传染性、高致敏性物料的生产区）的工作人员应当接受专门的培训。

第四节　人员卫生

第二十九条　所有人员都应当接受卫生要求的培训，企业应当建立人员卫生操作规程，最大限度地降低人员对药品生产造成污染的风险。

第三十条　人员卫生操作规程应当包括与健康、卫生习惯及人员着装相关的内容。生产区和质量控制区的人员应当正确理解相关的人员卫生操作规程。企业应当采取措施确保人员卫生操作规程的执行。

第三十一条　企业应当对人员健康进行管理，并建立健康档案。直接接触药品的生产人员上岗前应当接受健康检查，以后每年至少进行一次健康检查。

第三十二条　企业应当采取适当措施，避免体表有伤口、患有传染病或其他可能污染药品疾病的人员从事直接接触药品的生产。

第三十三条　参观人员和未经培训的人员不得进入生产区和质量控制区，特殊情况确需进入的，应当事先对个人卫生、更衣等事项进行指导。

第三十四条　任何进入生产区的人员均应当按照规定更衣。工作服的选材、式样及穿戴方式应当与所从事的工作和空气洁净度级别要求相适应。

第三十五条　进入洁净生产区的人员不得化妆和佩带饰物。

第三十六条　生产区、仓储区应当禁止吸烟和饮食，禁止存放食品、饮料、香烟和个人用药品等非生产用物品。

第三十七条　操作人员应当避免裸手直接接触药品、与药品直接接触的包装材料和设备表面。

第四章　厂房与设施

第一节　原　则

第三十八条　厂房的选址、设计、布局、建造、改造和维护必须符合药品生产要求，应当能够最大限度地避免污染、交叉污染、混淆和差错，便于清洁、操作和维护。

第三十九条　应当根据厂房及生产防护措施综合考虑选址，厂房所处的环境应当能够最大限度地降低物料或产品遭受污染的风险。

第四十条　企业应当有整洁的生产环境；厂区的地面、路面及运输等不应当对药品的生产造成污染；生产、行政、生活和辅助区的总体布局应当合理，不得互相妨碍；厂区和厂房内的人、物流走向应当合理。

第四十一条　应当对厂房进行适当维护，并确保维修活动不影响药品的质量。应当按照详细的书面操作规程对厂房进行清洁或必要的消毒。

第四十二条　厂房应当有适当的照明、温度、湿度和通风，确保生产和贮存的产品质量以及相关设备性能不会直接或间接地受到影响。

第四十三条　厂房、设施的设计和安装应当能够有效防止昆虫或其它动物进入。应当采取必要的措施，避免所使用的灭鼠药、杀虫剂、烟熏剂等对设备、物料、产品造成污染。

第四十四条　应当采取适当措施，防止未经批准人员的进入。生产、贮存和质量控制区不应当作为非本区工作人员的直接通道。

第四十五条　应当保存厂房、公用设施、固定管道建造或改造后的竣工图纸。

第二节　生产区

第四十六条　为降低污染和交叉污染的风险，厂房、生产设施和设备应当根据所生产药品的特性、工艺流程及相应洁净度级别要求合理设计、布局和使用，并符合下列要求：

（一）应当综合考虑药品的特性、工艺和预定用途等因素，确定厂房、生产设施和设备多产品共用的可行性，并有相应评估报告；

（二）生产特殊性质的药品，如高致敏性药品（如青霉素类）或生物制品（如卡介苗或其他用活性微生物制备而成的药品），必须采用专用和独立的厂房、生产设施和设备。青霉素类药品产尘量大的操作区域应当保持相对负压，排至室外的废气应当经过净化处理并符合要求，排风口应当远离其他空气净化系统的进风口；

（三）生产β-内酰胺结构类药品、性激素类避孕药品必须使用专用设施（如独立的空气净化系统）和设备，并与其他药品生产区严格分开；

（四）生产某些激素类、细胞毒性类、高活性化学药品应当使用专用设施（如独立的空气净化系统）和设备；特殊情况下，如采取特别防护措施并经过必要的验证，上述药品制剂则可通过阶段性生产方式共用同一生产设施和设备；

（五）用于上述第（二）、（三）、（四）项的空气净化系统，其排风应当经过净化处理；

（六）药品生产厂房不得用于生产对药品质量有不利影响的非药用产品。

第四十七条　生产区和贮存区应当有足够的空间，确保有序地存放设备、物料、中间产品、待包装产品和成品，避免不同产品或物料的混淆、交叉污染，避免生产或质量控制操作发生遗漏或差错。

第四十八条　应当根据药品品种、生产操作要求及外部环境状况等配置空调净化系统，使生产区有效通风，并有温度、湿度控制和空气净化过滤，保证药品的生产环境符合要求。

洁净区与非洁净区之间、不同级别洁净区之间的压差应当不低于10帕斯卡。必要时，相同洁净度级别的不同功能区域（操作间）之间也应当保持适当的压差梯度。

口服液体和固体制剂、腔道用药（含直肠用药）、表皮外用药品等非无菌制剂生产的暴露工序区域及其直接接触药品的包装材料最终处理的暴露工序区域，应当参照"无菌药品"附录中D级洁净区的要求设置，企业可根据产品的标准和特性对该区域采取适当的微生物监控措施。

第四十九条　洁净区的内表面（墙壁、地面、天棚）应当平整光滑、无裂缝、接口严密、无颗粒物脱落，避免积尘，便于有效清洁，必要时应当进行消毒。

第五十条　各种管道、照明设施、风口和其他公用设施的设计和安装应当避免出现不易清洁的部位，应当尽可能在生产区外部对其进行维护。

第五十一条　排水设施应当大小适宜，并安装防止倒灌的装置。应当尽可能避免明沟排水；不可避免时，明沟宜浅，以方便清洁和消毒。

第五十二条 制剂的原辅料称量通常应当在专门设计的称量室内进行。

第五十三条 产尘操作间（如干燥物料或产品的取样、称量、混合、包装等操作间）应当保持相对负压或采取专门的措施，防止粉尘扩散、避免交叉污染并便于清洁。

第五十四条 用于药品包装的厂房或区域应当合理设计和布局，以避免混淆或交叉污染。如同一区域内有数条包装线，应当有隔离措施。

第五十五条 生产区应当有适度的照明，目视操作区域的照明应当满足操作要求。

第五十六条 生产区内可设中间控制区域，但中间控制操作不得给药品带来质量风险。

第三节 仓储区

第五十七条 仓储区应当有足够的空间，确保有序存放待验、合格、不合格、退货或召回的原辅料、包装材料、中间产品、待包装产品和成品等各类物料和产品。

第五十八条 仓储区的设计和建造应当确保良好的仓储条件，并有通风和照明设施。仓储区应当能够满足物料或产品的贮存条件（如温湿度、避光）和安全贮存的要求，并进行检查和监控。

第五十九条 高活性的物料或产品以及印刷包装材料应当贮存于安全的区域。

第六十条 接收、发放和发运区域应当能够保护物料、产品免受外界天气（如雨、雪）的影响。接收区的布局和设施应当能够确保到货物料在进入仓储区前可对外包装进行必要的清洁。

第六十一条 如采用单独的隔离区域贮存待验物料，待验区应当有醒目的标识，且只限于经批准的人员出入。

不合格、退货或召回的物料或产品应当隔离存放。

如果采用其他方法替代物理隔离，则该方法应当具有同等的安全性。

第六十二条 通常应当有单独的物料取样区。取样区的空气洁净度级别应当与生产要求一致。如在其他区域或采用其他方式取样，应当能够防止污染或交叉污染。

第四节 质量控制区

第六十三条 质量控制实验室通常应当与生产区分开。生物检定、微生物和放射性同位素的实验室还应当彼此分开。

第六十四条 实验室的设计应当确保其适用于预定的用途，并能够避免混淆和交叉污染，应当有足够的区域用于样品处置、留样和稳定性考察样品的存放以及记录的保存。

第六十五条 必要时，应当设置专门的仪器室，使灵敏度高的仪器免受静电、震动、潮湿或其他外界因素的干扰。

第六十六条　处理生物样品或放射性样品等特殊物品的实验室应当符合国家的有关要求。

第六十七条　实验动物房应当与其他区域严格分开，其设计、建造应当符合国家有关规定，并设有独立的空气处理设施以及动物的专用通道。

第五节　辅助区

第六十八条　休息室的设置不应当对生产区、仓储区和质量控制区造成不良影响。

第六十九条　更衣室和盥洗室应当方便人员进出，并与使用人数相适应。盥洗室不得与生产区和仓储区直接相通。

第七十条　维修间应当尽可能远离生产区。存放在洁净区内的维修用备件和工具，应当放置在专门的房间或工具柜中。

第五章　设　备

第一节　原　则

第七十一条　设备的设计、选型、安装、改造和维护必须符合预定用途，应当尽可能降低产生污染、交叉污染、混淆和差错的风险，便于操作、清洁、维护，以及必要时进行的消毒或灭菌。

第七十二条　应当建立设备使用、清洁、维护和维修的操作规程，并保存相应的操作记录。

第七十三条　应当建立并保存设备采购、安装、确认的文件和记录。

第二节　设计和安装

第七十四条　生产设备不得对药品质量产生任何不利影响。与药品直接接触的生产设备表面应当平整、光洁、易清洗或消毒、耐腐蚀，不得与药品发生化学反应、吸附药品或向药品中释放物质。

第七十五条　应当配备有适当量程和精度的衡器、量具、仪器和仪表。

第七十六条　应当选择适当的清洗、清洁设备，并防止这类设备成为污染源。

第七十七条　设备所用的润滑剂、冷却剂等不得对药品或容器造成污染，应当尽可能使用食用级或级别相当的润滑剂。

第七十八条　生产用模具的采购、验收、保管、维护、发放及报废应当制定相应操作规程，设专人专柜保管，并有相应记录。

第三节　维护和维修

第七十九条　设备的维护和维修不得影响产品质量。

第八十条　应当制定设备的预防性维护计划和操作规程，设备的维护和维修应当有相应的记录。

第八十一条 经改造或重大维修的设备应当进行再确认，符合要求后方可用于生产。

第四节 使用和清洁

第八十二条 主要生产和检验设备都应当有明确的操作规程。

第八十三条 生产设备应当在确认的参数范围内使用。

第八十四条 应当按照详细规定的操作规程清洁生产设备。

生产设备清洁的操作规程应当规定具体而完整的清洁方法、清洁用设备或工具、清洁剂的名称和配制方法、去除前一批次标识的方法、保护已清洁设备在使用前免受污染的方法、已清洁设备最长的保存时限、使用前检查设备清洁状况的方法，使操作者能以可重现的、有效的方式对各类设备进行清洁。

如需拆装设备，还应当规定设备拆装的顺序和方法；如需对设备消毒或灭菌，还应当规定消毒或灭菌的具体方法、消毒剂的名称和配制方法。必要时，还应当规定设备生产结束至清洁前所允许的最长间隔时限。

第八十五条 已清洁的生产设备应当在清洁、干燥的条件下存放。

第八十六条 用于药品生产或检验的设备和仪器，应当有使用日志，记录内容包括使用、清洁、维护和维修情况以及日期、时间、所生产及检验的药品名称、规格和批号等。

第八十七条 生产设备应当有明显的状态标识，标明设备编号和内容物（如名称、规格、批号）；没有内容物的应当标明清洁状态。

第八十八条 不合格的设备如有可能应当搬出生产和质量控制区，未搬出前，应当有醒目的状态标识。

第八十九条 主要固定管道应当标明内容物名称和流向。

第五节 校　准

第九十条 应当按照操作规程和校准计划定期对生产和检验用衡器、量具、仪表、记录和控制设备以及仪器进行校准和检查，并保存相关记录。校准的量程范围应当涵盖实际生产和检验的使用范围。

第九十一条 应当确保生产和检验使用的关键衡器、量具、仪表、记录和控制设备以及仪器经过校准，所得出的数据准确、可靠。

第九十二条 应当使用计量标准器具进行校准，且所用计量标准器具应当符合国家有关规定。校准记录应当标明所用计量标准器具的名称、编号、校准有效期和计量合格证明编号，确保记录的可追溯性。

第九十三条 衡器、量具、仪表、用于记录和控制的设备以及仪器应当有明显的标识，标明其校准有效期。

第九十四条 不得使用未经校准、超过校准有效期、失准的衡器、量具、仪表以及用于记录和控制的设备、仪器。

第九十五条　在生产、包装、仓储过程中使用自动或电子设备的，应当按照操作规程定期进行校准和检查，确保其操作功能正常。校准和检查应当有相应的记录。

第六节　制药用水

第九十六条　制药用水应当适合其用途，并符合《中华人民共和国药典》的质量标准及相关要求。制药用水至少应当采用饮用水。

第九十七条　水处理设备及其输送系统的设计、安装、运行和维护应当确保制药用水达到设定的质量标准。水处理设备的运行不得超出其设计能力。

第九十八条　纯化水、注射用水储罐和输送管道所用材料应当无毒、耐腐蚀；储罐的通气口应当安装不脱落纤维的疏水性除菌滤器；管道的设计和安装应当避免死角、盲管。

第九十九条　纯化水、注射用水的制备、贮存和分配应当能够防止微生物的滋生。纯化水可采用循环，注射用水可采用70℃以上保温循环。

第一百条　应当对制药用水及原水的水质进行定期监测，并有相应的记录。

第一百零一条　应当按照操作规程对纯化水、注射用水管道进行清洗消毒，并有相关记录。发现制药用水微生物污染达到警戒限度、纠偏限度时应当按照操作规程处理。

第六章　物料与产品

第一节　原　则

第一百零二条　药品生产所用的原辅料、与药品直接接触的包装材料应当符合相应的质量标准。药品上直接印字所用油墨应当符合食用标准要求。

进口原辅料应当符合国家相关的进口管理规定。

第一百零三条　应当建立物料和产品的操作规程，确保物料和产品的正确接收、贮存、发放、使用和发运，防止污染、交叉污染、混淆和差错。

物料和产品的处理应当按照操作规程或工艺规程执行，并有记录。

第一百零四条　物料供应商的确定及变更应当进行质量评估，并经质量管理部门批准后方可采购。

第一百零五条　物料和产品的运输应当能够满足其保证质量的要求，对运输有特殊要求的，其运输条件应当予以确认。

第一百零六条　原辅料、与药品直接接触的包装材料和印刷包装材料的接收应当有操作规程，所有到货物料均应当检查，以确保与订单一致，并确认供应商已经质量管理部门批准。

物料的外包装应当有标签，并注明规定的信息。必要时，还应当进行清洁，发现外包装损坏或其他可能影响物料质量的问题，应当向质量管理部门报告并进行调查和记录。

每次接收均应当有记录，内容包括：

（一）交货单和包装容器上所注物料的名称；
（二）企业内部所用物料名称和（或）代码；
（三）接收日期；
（四）供应商和生产商（如不同）的名称；
（五）供应商和生产商（如不同）标识的批号；
（六）接收总量和包装容器数量；
（七）接收后企业指定的批号或流水号；
（八）有关说明（如包装状况）。

第一百零七条　物料接收和成品生产后应当及时按照待验管理，直至放行。

第一百零八条　物料和产品应当根据其性质有序分批贮存和周转，发放及发运应当符合先进先出和近效期先出的原则。

第一百零九条　使用计算机化仓储管理的，应当有相应的操作规程，防止因系统故障、停机等特殊情况而造成物料和产品的混淆和差错。

使用完全计算机化仓储管理系统进行识别的，物料、产品等相关信息可不必以书面可读的方式标出。

第二节　原辅料

第一百一十条　应当制定相应的操作规程，采取核对或检验等适当措施，确认每一包装内的原辅料正确无误。

第一百一十一条　一次接收数个批次的物料，应当按批取样、检验、放行。

第一百一十二条　仓储区内的原辅料应当有适当的标识，并至少标明下述内容：
（一）指定的物料名称和企业内部的物料代码；
（二）企业接收时设定的批号；
（三）物料质量状态（如待验、合格、不合格、已取样）；
（四）有效期或复验期。

第一百一十三条　只有经质量管理部门批准放行并在有效期或复验期内的原辅料方可使用。

第一百一十四条　原辅料应当按照有效期或复验期贮存。贮存期内，如发现对质量有不良影响的特殊情况，应当进行复验。

第一百一十五条　应当由指定人员按照操作规程进行配料，核对物料后，精确称量或计量，并作好标识。

第一百一十六条　配制的每一物料及其重量或体积应当由他人独立进行复核，并有复核记录。

第一百一十七条　用于同一批药品生产的所有配料应当集中存放，并作好标识。

第三节　中间产品和待包装产品

第一百一十八条　中间产品和待包装产品应当在适当的条件下贮存。

第一百一十九条　中间产品和待包装产品应当有明确的标识，并至少标明下述内容：
（一）产品名称和企业内部的产品代码；
（二）产品批号；
（三）数量或重量（如毛重、净重等）；
（四）生产工序（必要时）；
（五）产品质量状态（必要时，如待验、合格、不合格、已取样）。

第四节　包装材料

第一百二十条　与药品直接接触的包装材料和印刷包装材料的管理和控制要求与原辅料相同。

第一百二十一条　包装材料应当由专人按照操作规程发放，并采取措施避免混淆和差错，确保用于药品生产的包装材料正确无误。

第一百二十二条　应当建立印刷包装材料设计、审核、批准的操作规程，确保印刷包装材料印制的内容与药品监督管理部门核准的一致，并建立专门的文档，保存经签名批准的印刷包装材料原版实样。

第一百二十三条　印刷包装材料的版本变更时，应当采取措施，确保产品所用印刷包装材料的版本正确无误。宜收回作废的旧版印刷模版并予以销毁。

第一百二十四条　印刷包装材料应当设置专门区域妥善存放，未经批准人员不得进入。切割式标签或其他散装印刷包装材料应当分别置于密闭容器内储运，以防混淆。

第一百二十五条　印刷包装材料应当由专人保管，并按照操作规程和需求量发放。

第一百二十六条　每批或每次发放的与药品直接接触的包装材料或印刷包装材料，均应当有识别标志，标明所用产品的名称和批号。

第一百二十七条　过期或废弃的印刷包装材料应当予以销毁并记录。

第五节　成　品

第一百二十八条　成品放行前应当待验贮存。
第一百二十九条　成品的贮存条件应当符合药品注册批准的要求。

第六节　特殊管理的物料和产品

第一百三十条　麻醉药品、精神药品、医疗用毒性药品（包括药材）、放射性药品、药品类易制毒化学品及易燃、易爆和其他危险品的验收、贮存、管理应当执行国家有关的规定。

第七节 其 他

第一百三十一条 不合格的物料、中间产品、待包装产品和成品的每个包装容器上均应当有清晰醒目的标志，并在隔离区内妥善保存。

第一百三十二条 不合格的物料、中间产品、待包装产品和成品的处理应当经质量管理负责人批准，并有记录。

第一百三十三条 产品回收需经预先批准，并对相关的质量风险进行充分评估，根据评估结论决定是否回收。回收应当按照预定的操作规程进行，并有相应记录。回收处理后的产品应当按照回收处理中最早批次产品的生产日期确定有效期。

第一百三十四条 制剂产品不得进行重新加工。不合格的制剂中间产品、待包装产品和成品一般不得进行返工。只有不影响产品质量、符合相应质量标准，且根据预定、经批准的操作规程以及对相关风险充分评估后，才允许返工处理。返工应当有相应记录。

第一百三十五条 对返工或重新加工或回收合并后生产的成品，质量管理部门应当考虑需要进行额外相关项目的检验和稳定性考察。

第一百三十六条 企业应当建立药品退货的操作规程，并有相应的记录，内容至少应当包括：产品名称、批号、规格、数量、退货单位及地址、退货原因及日期、最终处理意见。

同一产品同一批号不同渠道的退货应当分别记录、存放和处理。

第一百三十七条 只有经检查、检验和调查，有证据证明退货质量未受影响，且经质量管理部门根据操作规程评价后，方可考虑将退货重新包装、重新发运销售。评价考虑的因素至少应当包括药品的性质、所需的贮存条件、药品的现状、历史，以及发运与退货之间的间隔时间等因素。不符合贮存和运输要求的退货，应当在质量管理部门监督下予以销毁。对退货质量存有怀疑时，不得重新发运。

对退货进行回收处理的，回收后的产品应当符合预定的质量标准和第一百三十三条的要求。

退货处理的过程和结果应当有相应记录。

第七章 确认与验证

第一百三十八条 企业应当确定需要进行的确认或验证工作，以证明有关操作的关键要素能够得到有效控制。确认或验证的范围和程度应当经过风险评估来确定。

第一百三十九条 企业的厂房、设施、设备和检验仪器应当经过确认，应当采用经过验证的生产工艺、操作规程和检验方法进行生产、操作和检验，并保持持续的验证状态。

第一百四十条 应当建立确认与验证的文件和记录，并能以文件和记录证明达到以下预定的目标：

（一）设计确认应当证明厂房、设施、设备的设计符合预定用途和本规范要求；

（二）安装确认应当证明厂房、设施、设备的建造和安装符合设计标准；

（三）运行确认应当证明厂房、设施、设备的运行符合设计标准；

（四）性能确认应当证明厂房、设施、设备在正常操作方法和工艺条件下能够持续符合标准；

（五）工艺验证应当证明一个生产工艺按照规定的工艺参数能够持续生产出符合预定用途和注册要求的产品。

第一百四十一条　采用新的生产处方或生产工艺前，应当验证其常规生产的适用性。生产工艺在使用规定的原辅料和设备条件下，应当能够始终生产出符合预定用途和注册要求的产品。

第一百四十二条　当影响产品质量的主要因素，如原辅料、与药品直接接触的包装材料、生产设备、生产环境（或厂房）、生产工艺、检验方法等发生变更时，应当进行确认或验证。必要时，还应当经药品监督管理部门批准。

第一百四十三条　清洁方法应当经过验证，证实其清洁的效果，以有效防止污染和交叉污染。清洁验证应当综合考虑设备使用情况、所使用的清洁剂和消毒剂、取样方法和位置以及相应的取样回收率、残留物的性质和限度、残留物检验方法的灵敏度等因素。

第一百四十四条　确认和验证不是一次性的行为。首次确认或验证后，应当根据产品质量回顾分析情况进行再确认或再验证。关键的生产工艺和操作规程应当定期进行再验证，确保其能够达到预期结果。

第一百四十五条　企业应当制定验证总计划，以文件形式说明确认与验证工作的关键信息。

第一百四十六条　验证总计划或其他相关文件中应当作出规定，确保厂房、设施、设备、检验仪器、生产工艺、操作规程和检验方法等能够保持持续稳定。

第一百四十七条　应当根据确认或验证的对象制定确认或验证方案，并经审核、批准。确认或验证方案应当明确职责。

第一百四十八条　确认或验证应当按照预先确定和批准的方案实施，并有记录。确认或验证工作完成后，应当写出报告，并经审核、批准。确认或验证的结果和结论（包括评价和建议）应当有记录并存档。

第一百四十九条　应当根据验证的结果确认工艺规程和操作规程。

第八章　文件管理

第一节　原　　则

第一百五十条　文件是质量保证系统的基本要素。企业必须有内容正确的书面质量标准、生产处方和工艺规程、操作规程以及记录等文件。

第一百五十一条　企业应当建立文件管理的操作规程，系统地设计、制定、审核、批准和发放文件。与本规范有关的文件应当经质量管理部门的审核。

第一百五十二条　文件的内容应当与药品生产许可、药品注册等相关要求一致，并有助于追溯每批产品的历史情况。

第一百五十三条　文件的起草、修订、审核、批准、替换或撤销、复制、保管和销毁等应当按照操作规程管理，并有相应的文件分发、撤销、复制、销毁记录。

第一百五十四条　文件的起草、修订、审核、批准均应当由适当的人员签名并注明日期。

第一百五十五条　文件应当标明题目、种类、目的以及文件编号和版本号。文字应当确切、清晰、易懂，不能模棱两可。

第一百五十六条　文件应当分类存放、条理分明，便于查阅。

第一百五十七条　原版文件复制时，不得产生任何差错；复制的文件应当清晰可辨。

第一百五十八条　文件应当定期审核、修订；文件修订后，应当按照规定管理，防止旧版文件的误用。分发、使用的文件应当为批准的现行文本，已撤销的或旧版文件除留档备查外，不得在工作现场出现。

第一百五十九条　与本规范有关的每项活动均应当有记录，以保证产品生产、质量控制和质量保证等活动可以追溯。记录应当留有填写数据的足够空格。记录应当及时填写，内容真实，字迹清晰、易读，不易擦除。

第一百六十条　应当尽可能采用生产和检验设备自动打印的记录、图谱和曲线图等，并标明产品或样品的名称、批号和记录设备的信息，操作人应当签注姓名和日期。

第一百六十一条　记录应当保持清洁，不得撕毁和任意涂改。记录填写的任何更改都应当签注姓名和日期，并使原有信息仍清晰可辨，必要时，应当说明更改的理由。记录如需重新誊写，则原有记录不得销毁，应当作为重新誊写记录的附件保存。

第一百六十二条　每批药品应当有批记录，包括批生产记录、批包装记录、批检验记录和药品放行审核记录等与本批产品有关的记录。批记录应当由质量管理部门负责管理，至少保存至药品有效期后一年。

质量标准、工艺规程、操作规程、稳定性考察、确认、验证、变更等其他重要文件应当长期保存。

第一百六十三条　如使用电子数据处理系统、照相技术或其他可靠方式记录数据资料，应当有所用系统的操作规程；记录的准确性应当经过核对。

使用电子数据处理系统的，只有经授权的人员方可输入或更改数据，更改和删除情况应当有记录；应当使用密码或其他方式来控制系统的登录；关键数据输入后，应当由他人独立进行复核。

用电子方法保存的批记录，应当采用磁带、缩微胶卷、纸质副本或其他方法进行备份，以确保记录的安全，且数据资料在保存期内便于查阅。

第二节　质量标准

第一百六十四条　物料和成品应当有经批准的现行质量标准；必要时，中间产品或待包装产品也应当有质量标准。

第一百六十五条　物料的质量标准一般应当包括：

（一）物料的基本信息：

1. 企业统一指定的物料名称和内部使用的物料代码；

2. 质量标准的依据；

3. 经批准的供应商；

4. 印刷包装材料的实样或样稿。

（二）取样、检验方法或相关操作规程编号；

（三）定性和定量的限度要求；

（四）贮存条件和注意事项；

（五）有效期或复验期。

第一百六十六条　外购或外销的中间产品和待包装产品应当有质量标准；如果中间产品的检验结果用于成品的质量评价，则应当制定与成品质量标准相对应的中间产品质量标准。

第一百六十七条　成品的质量标准应当包括：

（一）产品名称以及产品代码；

（二）对应的产品处方编号（如有）；

（三）产品规格和包装形式；

（四）取样、检验方法或相关操作规程编号；

（五）定性和定量的限度要求；

（六）贮存条件和注意事项；

（七）有效期。

第三节　工艺规程

第一百六十八条　每种药品的每个生产批量均应当有经企业批准的工艺规程，不同药品规格的每种包装形式均应当有各自的包装操作要求。工艺规程的制定应当以注册批准的工艺为依据。

第一百六十九条　工艺规程不得任意更改。如需更改，应当按照相关的操作规程修订、审核、批准。

第一百七十条　制剂的工艺规程的内容至少应当包括：

（一）生产处方：

1. 产品名称和产品代码；

2. 产品剂型、规格和批量；

3. 所用原辅料清单（包括生产过程中使用，但不在成品中出现的物料），阐明每一物料的指定名称、代码和用量；如原辅料的用量需要折算时，还应当说明计算方法。

（二）生产操作要求：

1. 对生产场所和所用设备的说明（如操作间的位置和编号、洁净度级别、必要的温湿度要求、设备型号和编号等）；

2. 关键设备的准备（如清洗、组装、校准、灭菌等）所采用的方法或相应操作规程编号；

3. 详细的生产步骤和工艺参数说明（如物料的核对、预处理、加入物料的顺序、混合时间、温度等）；

4. 所有中间控制方法及标准；

5. 预期的最终产量限度，必要时，还应当说明中间产品的产量限度，以及物料平衡的计算方法和限度；

6. 待包装产品的贮存要求，包括容器、标签及特殊贮存条件；

7. 需要说明的注意事项。

（三）包装操作要求：

1. 以最终包装容器中产品的数量、重量或体积表示的包装形式；

2. 所需全部包装材料的完整清单，包括包装材料的名称、数量、规格、类型以及与质量标准有关的每一包装材料的代码；

3. 印刷包装材料的实样或复制品，并标明产品批号、有效期打印位置；

4. 需要说明的注意事项，包括对生产区和设备进行的检查，在包装操作开始前，确认包装生产线的清场已经完成等；

5. 包装操作步骤的说明，包括重要的辅助性操作和所用设备的注意事项、包装材料使用前的核对；

6. 中间控制的详细操作，包括取样方法及标准；

7. 待包装产品、印刷包装材料的物料平衡计算方法和限度。

第四节 批生产记录

第一百七十一条 每批产品均应当有相应的批生产记录，可追溯该批产品的生产历史以及与质量有关的情况。

第一百七十二条 批生产记录应当依据现行批准的工艺规程的相关内容制定。记录的设计应当避免填写差错。批生产记录的每一页应当标注产品的名称、规格和批号。

第一百七十三条 原版空白的批生产记录应当经生产管理负责人和质量管理负责人审核和批准。批生产记录的复制和发放均应当按照操作规程进行控制并有记录，每批产品的生产只能发放一份原版空白批生产记录的复制件。

第一百七十四条 在生产过程中，进行每项操作时应当及时记录，操作结束后，应当由生产操作人员确认并签注姓名和日期。

第一百七十五条 批生产记录的内容应当包括：

（一）产品名称、规格、批号；

（二）生产以及中间工序开始、结束的日期和时间；

（三）每一生产工序的负责人签名；

（四）生产步骤操作人员的签名；必要时，还应当有操作（如称量）复核人员的签名；

（五）每一原辅料的批号以及实际称量的数量（包括投入的回收或返工处理产品的批号及数量）；

（六）相关生产操作或活动、工艺参数及控制范围，以及所用主要生产设备的编号；

（七）中间控制结果的记录以及操作人员的签名；

（八）不同生产工序所得产量及必要时的物料平衡计算；

（九）对特殊问题或异常事件的记录，包括对偏离工艺规程的偏差情况的详细说明或调查报告，并经签字批准。

第五节 批包装记录

第一百七十六条 每批产品或每批中部分产品的包装，都应当有批包装记录，以便追溯该批产品包装操作以及与质量有关的情况。

第一百七十七条 批包装记录应当依据工艺规程中与包装相关的内容制定。记录的设计应当注意避免填写差错。批包装记录的每一页均应当标注所包装产品的名称、规格、包装形式和批号。

第一百七十八条 批包装记录应当有待包装产品的批号、数量以及成品的批号和计划数量。原版空白的批包装记录的审核、批准、复制和发放的要求与原版空白的批生产记录相同。

第一百七十九条 在包装过程中，进行每项操作时应当及时记录，操作结束后，应当由包装操作人员确认并签注姓名和日期。

第一百八十条 批包装记录的内容包括：

（一）产品名称、规格、包装形式、批号、生产日期和有效期；

（二）包装操作日期和时间；

（三）包装操作负责人签名；

（四）包装工序的操作人员签名；

（五）每一包装材料的名称、批号和实际使用的数量；

（六）根据工艺规程所进行的检查记录，包括中间控制结果；

（七）包装操作的详细情况，包括所用设备及包装生产线的编号；

（八）所用印刷包装材料的实样，并印有批号、有效期及其他打印内容；不易随批包装记录归档的印刷包装材料可采用印有上述内容的复制品；

（九）对特殊问题或异常事件的记录，包括对偏离工艺规程的偏差情况的详细说明或调查报告，并经签字批准；

（十）所有印刷包装材料和待包装产品的名称、代码，以及发放、使用、销毁或退库的数量、实际产量以及物料平衡检查。

第六节 操作规程和记录

第一百八十一条 操作规程的内容应当包括：题目、编号、版本号、颁发部门、生效日期、分发部门以及制定人、审核人、批准人的签名并注明日期，标题、正文及变更历史。

第一百八十二条 厂房、设备、物料、文件和记录应当有编号（或代码），并制定编制编号（或代码）的操作规程，确保编号（或代码）的唯一性。

第一百八十三条 下述活动也应当有相应的操作规程，其过程和结果应当有记录：

（一）确认和验证；
（二）设备的装配和校准；
（三）厂房和设备的维护、清洁和消毒；
（四）培训、更衣及卫生等与人员相关的事宜；
（五）环境监测；
（六）虫害控制；
（七）变更控制；
（八）偏差处理；
（九）投诉；
（十）药品召回；
（十一）退货。

第九章 生产管理

第一节 原 则

第一百八十四条 所有药品的生产和包装均应当按照批准的工艺规程和操作规程进行操作并有相关记录，以确保药品达到规定的质量标准，并符合药品生产许可和注册批准的要求。

第一百八十五条 应当建立划分产品生产批次的操作规程，生产批次的划分应当能够确保同一批次产品质量和特性的均一性。

第一百八十六条 应当建立编制药品批号和确定生产日期的操作规程。每批药品均应当编制唯一的批号。除另有法定要求外，生产日期不得迟于产品成型或灌装（封）前经最后混合的操作开始日期，不得以产品包装日期作为生产日期。

第一百八十七条 每批产品应当检查产量和物料平衡，确保物料平衡符合设定的限度。如有差异，必须查明原因，确认无潜在质量风险后，方可按照正常产品处理。

第一百八十八条 不得在同一生产操作间同时进行不同品种和规格药品的生产操作，除非没有发生混淆或交叉污染的可能。

第一百八十九条 在生产的每一阶段，应当保护产品和物料免受微生物和其他污染。

第一百九十条　在干燥物料或产品，尤其是高活性、高毒性或高致敏性物料或产品的生产过程中，应当采取特殊措施，防止粉尘的产生和扩散。

第一百九十一条　生产期间使用的所有物料、中间产品或待包装产品的容器及主要设备、必要的操作室应当贴签标识或以其他方式标明生产中的产品或物料名称、规格和批号，如有必要，还应当标明生产工序。

第一百九十二条　容器、设备或设施所用标识应当清晰明了，标识的格式应当经企业相关部门批准。除在标识上使用文字说明外，还可采用不同的颜色区分被标识物的状态（如待验、合格、不合格或已清洁等）。

第一百九十三条　应当检查产品从一个区域输送至另一个区域的管道和其他设备连接，确保连接正确无误。

第一百九十四条　每次生产结束后应当进行清场，确保设备和工作场所没有遗留与本次生产有关的物料、产品和文件。下次生产开始前，应当对前次清场情况进行确认。

第一百九十五条　应当尽可能避免出现任何偏离工艺规程或操作规程的偏差。一旦出现偏差，应当按照偏差处理操作规程执行。

第一百九十六条　生产厂房应当仅限于经批准的人员出入。

第二节　防止生产过程中的污染和交叉污染

第一百九十七条　生产过程中应当尽可能采取措施，防止污染和交叉污染，如：

（一）在分隔的区域内生产不同品种的药品；

（二）采用阶段性生产方式；

（三）设置必要的气锁间和排风；空气洁净度级别不同的区域应当有压差控制；

（四）应当降低未经处理或未经充分处理的空气再次进入生产区导致污染的风险；

（五）在易产生交叉污染的生产区内，操作人员应当穿戴该区域专用的防护服；

（六）采用经过验证或已知有效的清洁和去污染操作规程进行设备清洁；必要时，应当对与物料直接接触的设备表面的残留物进行检测；

（七）采用密闭系统生产；

（八）干燥设备的进风应当有空气过滤器，排风应当有防止空气倒流装置；

（九）生产和清洁过程中应当避免使用易碎、易脱屑、易发霉器具；使用筛网时，应当有防止因筛网断裂而造成污染的措施；

（十）液体制剂的配制、过滤、灌封、灭菌等工序应当在规定时间内完成；

（十一）软膏剂、乳膏剂、凝胶剂等半固体制剂以及栓剂的中间产品应当规定贮存期和贮存条件。

第一百九十八条　应当定期检查防止污染和交叉污染的措施并评估其适用性和有效性。

第三节 生产操作

第一百九十九条 生产开始前应当进行检查，确保设备和工作场所没有上批遗留的产品、文件或与本批产品生产无关的物料，设备处于已清洁及待用状态。检查结果应当有记录。

生产操作前，还应当核对物料或中间产品的名称、代码、批号和标识，确保生产所用物料或中间产品正确且符合要求。

第二百条 应当进行中间控制和必要的环境监测，并予以记录。

第二百零一条 每批药品的每一生产阶段完成后必须由生产操作人员清场，并填写清场记录。清场记录内容包括：操作间编号、产品名称、批号、生产工序、清场日期、检查项目及结果、清场负责人及复核人签名。清场记录应当纳入批生产记录。

第四节 包装操作

第二百零二条 包装操作规程应当规定降低污染和交叉污染、混淆或差错风险的措施。

第二百零三条 包装开始前应当进行检查，确保工作场所、包装生产线、印刷机及其他设备已处于清洁或待用状态，无上批遗留的产品、文件或与本批产品包装无关的物料。检查结果应当有记录。

第二百零四条 包装操作前，还应当检查所领用的包装材料正确无误，核对待包装产品和所用包装材料的名称、规格、数量、质量状态，且与工艺规程相符。

第二百零五条 每一包装操作场所或包装生产线，应当有标识标明包装中的产品名称、规格、批号和批量的生产状态。

第二百零六条 有数条包装线同时进行包装时，应当采取隔离或其他有效防止污染、交叉污染或混淆的措施。

第二百零七条 待用分装容器在分装前应当保持清洁，避免容器中有玻璃碎屑、金属颗粒等污染物。

第二百零八条 产品分装、封口后应当及时贴签。未能及时贴签时，应当按照相关的操作规程操作，避免发生混淆或贴错标签等差错。

第二百零九条 单独打印或包装过程中在线打印的信息（如产品批号或有效期）均应当进行检查，确保其正确无误，并予以记录。如手工打印，应当增加检查频次。

第二百一十条 使用切割式标签或在包装线以外单独打印标签，应当采取专门措施，防止混淆。

第二百一十一条 应当对电子读码机、标签计数器或其他类似装置的功能进行检查，确保其准确运行。检查应当有记录。

第二百一十二条 包装材料上印刷或模压的内容应当清晰，不易褪色和擦除。

第二百一十三条 包装期间，产品的中间控制检查应当至少包括下述内容：

（一）包装外观；

（二）包装是否完整；

（三）产品和包装材料是否正确；

（四）打印信息是否正确；

（五）在线监控装置的功能是否正常。

样品从包装生产线取走后不应当再返还，以防止产品混淆或污染。

第二百一十四条　因包装过程产生异常情况而需要重新包装产品的，必须经专门检查、调查并由指定人员批准。重新包装应当有详细记录。

第二百一十五条　在物料平衡检查中，发现待包装产品、印刷包装材料以及成品数量有显著差异时，应当进行调查，未得出结论前，成品不得放行。

第二百一十六条　包装结束时，已打印批号的剩余包装材料应当由专人负责全部计数销毁，并有记录。如将未打印批号的印刷包装材料退库，应当按照操作规程执行。

第十章　质量控制与质量保证

第一节　质量控制实验室管理

第二百一十七条　质量控制实验室的人员、设施、设备应当与产品性质和生产规模相适应。

企业通常不得进行委托检验，确需委托检验的，应当按照第十一章中委托检验部分的规定，委托外部实验室进行检验，但应当在检验报告中予以说明。

第二百一十八条　质量控制负责人应当具有足够的管理实验室的资质和经验，可以管理同一企业的一个或多个实验室。

第二百一十九条　质量控制实验室的检验人员至少应当具有相关专业中专或高中以上学历，并经过与所从事的检验操作相关的实践培训且通过考核。

第二百二十条　质量控制实验室应当配备药典、标准图谱等必要的工具书，以及标准品或对照品等相关的标准物质。

第二百二十一条　质量控制实验室的文件应当符合第八章的原则，并符合下列要求：

（一）质量控制实验室应当至少有下列详细文件：

1. 质量标准；

2. 取样操作规程和记录；

3. 检验操作规程和记录（包括检验记录或实验室工作记事簿）；

4. 检验报告或证书；

5. 必要的环境监测操作规程、记录和报告；

6. 必要的检验方法验证报告和记录；

7. 仪器校准和设备使用、清洁、维护的操作规程及记录。

（二）每批药品的检验记录应当包括中间产品、待包装产品和成品的质量检验记录，可追溯该批药品所有相关的质量检验情况；

（三）宜采用便于趋势分析的方法保存某些数据（如检验数据、环境监测数据、制药用水的微生物监测数据）；

（四）除与批记录相关的资料信息外，还应当保存其他原始资料或记录，以方便查阅。

第二百二十二条　取样应当至少符合以下要求：

（一）质量管理部门的人员有权进入生产区和仓储区进行取样及调查；

（二）应当按照经批准的操作规程取样，操作规程应当详细规定：

1. 经授权的取样人；

2. 取样方法；

3. 所用器具；

4. 样品量；

5. 分样的方法；

6. 存放样品容器的类型和状态；

7. 取样后剩余部分及样品的处置和标识；

8. 取样注意事项，包括为降低取样过程产生的各种风险所采取的预防措施，尤其是无菌或有害物料的取样以及防止取样过程中污染和交叉污染的注意事项；

9. 贮存条件；

10. 取样器具的清洁方法和贮存要求。

（三）取样方法应当科学、合理，以保证样品的代表性；

（四）留样应当能够代表被取样批次的产品或物料，也可抽取其他样品来监控生产过程中最重要的环节（如生产的开始或结束）；

（五）样品的容器应当贴有标签，注明样品名称、批号、取样日期、取自哪一包装容器、取样人等信息；

（六）样品应当按照规定的贮存要求保存。

第二百二十三条　物料和不同生产阶段产品的检验应当至少符合以下要求：

（一）企业应当确保药品按照注册批准的方法进行全项检验；

（二）符合下列情形之一的，应当对检验方法进行验证：

1. 采用新的检验方法；

2. 检验方法需变更的；

3. 采用《中华人民共和国药典》及其他法定标准未收载的检验方法；

4. 法规规定的其他需要验证的检验方法。

（三）对不需要进行验证的检验方法，企业应当对检验方法进行确认，以确保检验数据准确、可靠；

（四）检验应当有书面操作规程，规定所用方法、仪器和设备，检验操作规程的内容应当与经确认或验证的检验方法一致；

（五）检验应当有可追溯的记录并应当复核，确保结果与记录一致。所有计算均应当严格核对；

（六）检验记录应当至少包括以下内容：

1. 产品或物料的名称、剂型、规格、批号或供货批号，必要时注明供应商和生产商（如不同）的名称或来源；

2. 依据的质量标准和检验操作规程；

3. 检验所用的仪器或设备的型号和编号；

4. 检验所用的试液和培养基的配制批号、对照品或标准品的来源和批号；

5. 检验所用动物的相关信息；

6. 检验过程，包括对照品溶液的配制、各项具体的检验操作、必要的环境温湿度；

7. 检验结果，包括观察情况、计算和图谱或曲线图，以及依据的检验报告编号；

8. 检验日期；

9. 检验人员的签名和日期；

10. 检验、计算复核人员的签名和日期。

（七）所有中间控制（包括生产人员所进行的中间控制），均应当按照经质量管理部门批准的方法进行，检验应当有记录；

（八）应当对实验室容量分析用玻璃仪器、试剂、试液、对照品以及培养基进行质量检查；

（九）必要时应当将检验用实验动物在使用前进行检验或隔离检疫。饲养和管理应当符合相关的实验动物管理规定。动物应当有标识，并应当保存使用的历史记录。

第二百二十四条　质量控制实验室应当建立检验结果超标调查的操作规程。任何检验结果超标都必须按照操作规程进行完整的调查，并有相应的记录。

第二百二十五条　企业按规定保存的、用于药品质量追溯或调查的物料、产品样品为留样。用于产品稳定性考察的样品不属于留样。

留样应当至少符合以下要求：

（一）应当按照操作规程对留样进行管理；

（二）留样应当能够代表被取样批次的物料或产品；

（三）成品的留样：

1. 每批药品均应当有留样；如果一批药品分成数次进行包装，则每次包装至少应当保留一件最小市售包装的成品；

2. 留样的包装形式应当与药品市售包装形式相同，原料药的留样如无法采用市售包装形式的，可采用模拟包装；

3. 每批药品的留样数量一般至少应当能够确保按照注册批准的质量标准完成两次全检（无菌检查和热原检查等除外）；

4. 如果不影响留样的包装完整性，保存期间内至少应当每年对留样进行一次目检观察，如有异常，应当进行彻底调查并采取相应的处理措施；

5. 留样观察应当有记录；

6. 留样应当按照注册批准的贮存条件至少保存至药品有效期后一年；

7. 如企业终止药品生产或关闭的，应当将留样转交受权单位保存，并告知当地药品监督管理部门，以便在必要时可随时取得留样。

（四）物料的留样：

1. 制剂生产用每批原辅料和与药品直接接触的包装材料均应当有留样。与药品直接接触的包装材料（如输液瓶），如成品已有留样，可不必单独留样；

2. 物料的留样量应当至少满足鉴别的需要；

3. 除稳定性较差的原辅料外，用于制剂生产的原辅料（不包括生产过程中使用的溶剂、气体或制药用水）和与药品直接接触的包装材料的留样应当至少保存至产品放行后二年。如果物料的有效期较短，则留样时间可相应缩短；

4. 物料的留样应当按照规定的条件贮存，必要时还应当适当包装密封。

第二百二十六条　试剂、试液、培养基和检定菌的管理应当至少符合以下要求：

（一）试剂和培养基应当从可靠的供应商处采购，必要时应当对供应商进行评估；

（二）应当有接收试剂、试液、培养基的记录，必要时，应当在试剂、试液、培养基的容器上标注接收日期；

（三）应当按照相关规定或使用说明配制、贮存和使用试剂、试液和培养基。特殊情况下，在接收或使用前，还应当对试剂进行鉴别或其他检验；

（四）试液和已配制的培养基应当标注配制批号、配制日期和配制人员姓名，并有配制（包括灭菌）记录。不稳定的试剂、试液和培养基应当标注有效期及特殊贮存条件。标准液、滴定液还应当标注最后一次标化的日期和校正因子，并有标化记录；

（五）配制的培养基应当进行适用性检查，并有相关记录。应当有培养基使用记录；

（六）应当有检验所需的各种检定菌，并建立检定菌保存、传代、使用、销毁的操作规程和相应记录；

（七）检定菌应当有适当的标识，内容至少包括菌种名称、编号、代次、传代日期、传代操作人；

（八）检定菌应当按照规定的条件贮存，贮存的方式和时间不应当对检定菌的生长特性有不利影响。

第二百二十七条　标准品或对照品的管理应当至少符合以下要求：

（一）标准品或对照品应当按照规定贮存和使用；

（二）标准品或对照品应当有适当的标识，内容至少包括名称、批号、制备日期（如有）、有效期（如有）、首次开启日期、含量或效价、贮存条件；

（三）企业如需自制工作标准品或对照品，应当建立工作标准品或对照品的质量标准以及制备、鉴别、检验、批准和贮存的操作规程，每批工作标准品或对照品应当用法定标准品或对照品进行标化，并确定有效期，还应当通过定期标化证明工作标准品或对照品的效价或含量在有效期内保持稳定。标化的过程和结果应当有相应的记录。

第二节　物料和产品放行

第二百二十八条　应当分别建立物料和产品批准放行的操作规程，明确批准放行的标准、职责，并有相应的记录。

第二百二十九条　物料的放行应当至少符合以下要求：

（一）物料的质量评价内容应当至少包括生产商的检验报告、物料包装完整性和密封性的检查情况和检验结果；

（二）物料的质量评价应当有明确的结论，如批准放行、不合格或其他决定；

（三）物料应当由指定人员签名批准放行。

第二百三十条　产品的放行应当至少符合以下要求：

（一）在批准放行前，应当对每批药品进行质量评价，保证药品及其生产应当符合注册和本规范要求，并确认以下各项内容：

1. 主要生产工艺和检验方法经过验证；
2. 已完成所有必需的检查、检验，并综合考虑实际生产条件和生产记录；
3. 所有必需的生产和质量控制均已完成并经相关主管人员签名；
4. 变更已按照相关规程处理完毕，需要经药品监督管理部门批准的变更已得到批准；
5. 对变更或偏差已完成所有必要的取样、检查、检验和审核；
6. 所有与该批产品有关的偏差均已有明确的解释或说明，或者已经过彻底调查和适当处理；如偏差还涉及其他批次产品，应当一并处理。

（二）药品的质量评价应当有明确的结论，如批准放行、不合格或其他决定；

（三）每批药品均应当由质量受权人签名批准放行；

（四）疫苗类制品、血液制品、用于血源筛查的体外诊断试剂以及国家食品药品监督管理局规定的其他生物制品放行前还应当取得批签发合格证明。

第三节　持续稳定性考察

第二百三十一条　持续稳定性考察的目的是在有效期内监控已上市药品的质量，以发现药品与生产相关的稳定性问题（如杂质含量或溶出度特性的变化），并确定药品能够在标示的贮存条件下，符合质量标准的各项要求。

第二百三十二条　持续稳定性考察主要针对市售包装药品，但也需兼顾待包装产品。例如，当待包装产品在完成包装前，或从生产厂运输到包装厂，还需要长期贮存时，应当在相应的环境条件下，评估其对包装后产品稳定性的影响。此外，还应当考虑对贮存时间较长的中间产品进行考察。

第二百三十三条　持续稳定性考察应当有考察方案，结果应当有报告。用于持续稳定性考察的设备（尤其是稳定性试验设备或设施）应当按照第七章和第五章的要求进行确认和维护。

第二百三十四条　持续稳定性考察的时间应当涵盖药品有效期，考察方案应当至少包括以下内容：

（一）每种规格、每个生产批量药品的考察批次数；

（二）相关的物理、化学、微生物和生物学检验方法，可考虑采用稳定性考察专属的检验方法；

（三）检验方法依据；

（四）合格标准；

（五）容器密封系统的描述；

（六）试验间隔时间（测试时间点）；

（七）贮存条件（应当采用与药品标示贮存条件相对应的《中华人民共和国药典》规定的长期稳定性试验标准条件）；

（八）检验项目，如检验项目少于成品质量标准所包含的项目，应当说明理由。

第二百三十五条　考察批次数和检验频次应当能够获得足够的数据，以供趋势分析。通常情况下，每种规格、每种内包装形式的药品，至少每年应当考察一个批次，除非当年没有生产。

第二百三十六条　某些情况下，持续稳定性考察中应当额外增加批次数，如重大变更或生产和包装有重大偏差的药品应当列入稳定性考察。此外，重新加工、返工或回收的批次，也应当考虑列入考察，除非已经过验证和稳定性考察。

第二百三十七条　关键人员，尤其是质量受权人，应当了解持续稳定性考察的结果。当持续稳定性考察不在待包装产品和成品的生产企业进行时，则相关各方之间应当有书面协议，且均应保存持续稳定性考察的结果以供药品监督管理部门审查。

第二百三十八条　应当对不符合质量标准的结果或重要的异常趋势进行调查。对任何已确认的不符合质量标准的结果或重大不良趋势，企业都应当考虑是否可能对已上市药品造成影响，必要时应当实施召回，调查结果以及采取的措施应当报告当地药品监督管理部门。

第二百三十九条　应当根据所获得的全部数据资料，包括考察的阶段性结论，撰写总结报告并保存。应当定期审核总结报告。

第四节　变更控制

第二百四十条　企业应当建立变更控制系统，对所有影响产品质量的变更进行评估和管理。需要经药品监督管理部门批准的变更应当在得到批准后方可实施。

第二百四十一条　应当建立操作规程，规定原辅料、包装材料、质量标准、检验方法、操作规程、厂房、设施、设备、仪器、生产工艺和计算机软件变更的申请、评估、审核、批准和实施。质量管理部门应当指定专人负责变更控制。

第二百四十二条　变更都应当评估其对产品质量的潜在影响。企业可以根据变更的性质、范围、对产品质量潜在影响的程度将变更分类（如主要、次要变更）。判断变更所需的验证、额外的检验以及稳定性考察应当有科学依据。

第二百四十三条　与产品质量有关的变更由申请部门提出后，应当经评估、制定实施计划并明确实施职责,最终由质量管理部门审核批准。变更实施应当有相应的完整记录。

第二百四十四条　改变原辅料、与药品直接接触的包装材料、生产工艺、主要生产设备以及其他影响药品质量的主要因素时,还应当对变更实施后最初至少三个批次的药品质量进行评估。如果变更可能影响药品的有效期,则质量评估还应当包括对变更实施后生产的药品进行稳定性考察。

第二百四十五条　变更实施时,应当确保与变更相关的文件均已修订。

第二百四十六条　质量管理部门应当保存所有变更的文件和记录。

第五节　偏差处理

第二百四十七条　各部门负责人应当确保所有人员正确执行生产工艺、质量标准、检验方法和操作规程,防止偏差的产生。

第二百四十八条　企业应当建立偏差处理的操作规程,规定偏差的报告、记录、调查、处理以及所采取的纠正措施,并有相应的记录。

第二百四十九条　任何偏差都应当评估其对产品质量的潜在影响。企业可以根据偏差的性质、范围、对产品质量潜在影响的程度将偏差分类(如重大、次要偏差),对重大偏差的评估还应当考虑是否需要对产品进行额外的检验以及对产品有效期的影响,必要时,应当对涉及重大偏差的产品进行稳定性考察。

第二百五十条　任何偏离生产工艺、物料平衡限度、质量标准、检验方法、操作规程等的情况均应当有记录,并立即报告主管人员及质量管理部门,应当有清楚的说明,重大偏差应当由质量管理部门会同其他部门进行彻底调查,并有调查报告。偏差调查报告应当由质量管理部门的指定人员审核并签字。

企业还应当采取预防措施有效防止类似偏差的再次发生。

第二百五十一条　质量管理部门应当负责偏差的分类,保存偏差调查、处理的文件和记录。

第六节　纠正措施和预防措施

第二百五十二条　企业应当建立纠正措施和预防措施系统,对投诉、召回、偏差、自检或外部检查结果、工艺性能和质量监测趋势等进行调查并采取纠正和预防措施。调查的深度和形式应当与风险的级别相适应。纠正措施和预防措施系统应当能够增进对产品和工艺的理解,改进产品和工艺。

第二百五十三条　企业应当建立实施纠正和预防措施的操作规程,内容至少包括:

(一)对投诉、召回、偏差、自检或外部检查结果、工艺性能和质量监测趋势以及其他来源的质量数据进行分析,确定已有和潜在的质量问题。必要时,应当采用适当的统计学方法;

(二)调查与产品、工艺和质量保证系统有关的原因;

（三）确定所需采取的纠正和预防措施，防止问题的再次发生；
（四）评估纠正和预防措施的合理性、有效性和充分性；
（五）对实施纠正和预防措施过程中所有发生的变更应当予以记录；
（六）确保相关信息已传递到质量受权人和预防问题再次发生的直接负责人；
（七）确保相关信息及其纠正和预防措施已通过高层管理人员的评审。

第二百五十四条 实施纠正和预防措施应当有文件记录，并由质量管理部门保存。

第七节 供应商的评估和批准

第二百五十五条 质量管理部门应当对所有生产用物料的供应商进行质量评估，会同有关部门对主要物料供应商（尤其是生产商）的质量体系进行现场质量审计，并对质量评估不符合要求的供应商行使否决权。

主要物料的确定应当综合考虑企业所生产的药品质量风险、物料用量以及物料对药品质量的影响程度等因素。

企业法定代表人、企业负责人及其他部门的人员不得干扰或妨碍质量管理部门对物料供应商独立作出质量评估。

第二百五十六条 应当建立物料供应商评估和批准的操作规程，明确供应商的资质、选择的原则、质量评估方式、评估标准、物料供应商批准的程序。

如质量评估需采用现场质量审计方式的，还应当明确审计内容、周期、审计人员的组成及资质。需采用样品小批量试生产的，还应当明确生产批量、生产工艺、产品质量标准、稳定性考察方案。

第二百五十七条 质量管理部门应当指定专人负责物料供应商质量评估和现场质量审计，分发经批准的合格供应商名单。被指定的人员应当具有相关的法规和专业知识，具有足够的质量评估和现场质量审计的实践经验。

第二百五十八条 现场质量审计应当核实供应商资质证明文件和检验报告的真实性，核实是否具备检验条件。应当对其人员机构、厂房设施和设备、物料管理、生产工艺流程和生产管理、质量控制实验室的设备、仪器、文件管理等进行检查，以全面评估其质量保证系统。现场质量审计应当有报告。

第二百五十九条 必要时，应当对主要物料供应商提供的样品进行小批量试生产，并对试生产的药品进行稳定性考察。

第二百六十条 质量管理部门对物料供应商的评估至少应当包括：供应商的资质证明文件、质量标准、检验报告、企业对物料样品的检验数据和报告。如进行现场质量审计和样品小批量试生产的，还应当包括现场质量审计报告，以及小试产品的质量检验报告和稳定性考察报告。

第二百六十一条 改变物料供应商，应当对新的供应商进行质量评估；改变主要物料供应商的，还需要对产品进行相关的验证及稳定性考察。

第二百六十二条 质量管理部门应当向物料管理部门分发经批准的合格供应商名

单,该名单内容至少包括物料名称、规格、质量标准、生产商名称和地址、经销商(如有)名称等,并及时更新。

第二百六十三条　质量管理部门应当与主要物料供应商签订质量协议,在协议中应当明确双方所承担的质量责任。

第二百六十四条　质量管理部门应当定期对物料供应商进行评估或现场质量审计,回顾分析物料质量检验结果、质量投诉和不合格处理记录。如物料出现质量问题或生产条件、工艺、质量标准和检验方法等可能影响质量的关键因素发生重大改变时,还应当尽快进行相关的现场质量审计。

第二百六十五条　企业应当对每家物料供应商建立质量档案,档案内容应当包括供应商的资质证明文件、质量协议、质量标准、样品检验数据和报告、供应商的检验报告、现场质量审计报告、产品稳定性考察报告、定期的质量回顾分析报告等。

第八节　产品质量回顾分析

第二百六十六条　应当按照操作规程,每年对所有生产的药品按品种进行产品质量回顾分析,以确认工艺稳定可靠,以及原辅料、成品现行质量标准的适用性,及时发现不良趋势,确定产品及工艺改进的方向。应当考虑以往回顾分析的历史数据,还应当对产品质量回顾分析的有效性进行自检。

当有合理的科学依据时,可按照产品的剂型分类进行质量回顾,如固体制剂、液体制剂和无菌制剂等。

回顾分析应当有报告。

企业至少应当对下列情形进行回顾分析:

(一)产品所用原辅料的所有变更,尤其是来自新供应商的原辅料;
(二)关键中间控制点及成品的检验结果;
(三)所有不符合质量标准的批次及其调查;
(四)所有重大偏差及相关的调查、所采取的整改措施和预防措施的有效性;
(五)生产工艺或检验方法等的所有变更;
(六)已批准或备案的药品注册所有变更;
(七)稳定性考察的结果及任何不良趋势;
(八)所有因质量原因造成的退货、投诉、召回及调查;
(九)与产品工艺或设备相关的纠正措施的执行情况和效果;
(十)新获批准和有变更的药品,按照注册要求上市后应当完成的工作情况;
(十一)相关设备和设施,如空调净化系统、水系统、压缩空气等的确认状态;
(十二)委托生产或检验的技术合同履行情况。

第二百六十七条　应当对回顾分析的结果进行评估,提出是否需要采取纠正和预防措施或进行再确认或再验证的评估意见及理由,并及时、有效地完成整改。

第二百六十八条　药品委托生产时,委托方和受托方之间应当有书面的技术协议,规定产品质量回顾分析中各方的责任,确保产品质量回顾分析按时进行并符合要求。

第九节 投诉与不良反应报告

第二百六十九条 应当建立药品不良反应报告和监测管理制度，设立专门机构并配备专职人员负责管理。

第二百七十条 应当主动收集药品不良反应，对不良反应应当详细记录、评价、调查和处理，及时采取措施控制可能存在的风险，并按照要求向药品监督管理部门报告。

第二百七十一条 应当建立操作规程，规定投诉登记、评价、调查和处理的程序，并规定因可能的产品缺陷发生投诉时所采取的措施，包括考虑是否有必要从市场召回药品。

第二百七十二条 应当有专人及足够的辅助人员负责进行质量投诉的调查和处理，所有投诉、调查的信息应当向质量受权人通报。

第二百七十三条 所有投诉都应当登记与审核，与产品质量缺陷有关的投诉，应当详细记录投诉的各个细节，并进行调查。

第二百七十四条 发现或怀疑某批药品存在缺陷，应当考虑检查其他批次的药品，查明其是否受到影响。

第二百七十五条 投诉调查和处理应当有记录，并注明所查相关批次产品的信息。

第二百七十六条 应当定期回顾分析投诉记录，以便发现需要警觉、重复出现以及可能需要从市场召回药品的问题，并采取相应措施。

第二百七十七条 企业出现生产失误、药品变质或其他重大质量问题，应当及时采取相应措施，必要时还应当向当地药品监督管理部门报告。

第十一章 委托生产与委托检验

第一节 原 则

第二百七十八条 为确保委托生产产品的质量和委托检验的准确性和可靠性，委托方和受托方必须签订书面合同，明确规定各方责任、委托生产或委托检验的内容及相关的技术事项。

第二百七十九条 委托生产或委托检验的所有活动，包括在技术或其他方面拟采取的任何变更，均应当符合药品生产许可和注册的有关要求。

第二节 委托方

第二百八十条 委托方应当对受托方进行评估，对受托方的条件、技术水平、质量管理情况进行现场考核，确认其具有完成受托工作的能力，并能保证符合本规范的要求。

第二百八十一条 委托方应当向受托方提供所有必要的资料，以使受托方能够按照药品注册和其他法定要求正确实施所委托的操作。

委托方应当使受托方充分了解与产品或操作相关的各种问题，包括产品或操作对受托方的环境、厂房、设备、人员及其他物料或产品可能造成的危害。

第二百八十二条　委托方应当对受托生产或检验的全过程进行监督。

第二百八十三条　委托方应当确保物料和产品符合相应的质量标准。

第三节　受托方

第二百八十四条　受托方必须具备足够的厂房、设备、知识和经验以及人员，满足委托方所委托的生产或检验工作的要求。

第二百八十五条　受托方应当确保所收到委托方提供的物料、中间产品和待包装产品适用于预定用途。

第二百八十六条　受托方不得从事对委托生产或检验的产品质量有不利影响的活动。

第四节　合　同

第二百八十七条　委托方与受托方之间签订的合同应当详细规定各自的产品生产和控制职责，其中的技术性条款应当由具有制药技术、检验专业知识和熟悉本规范的主管人员拟订。委托生产及检验的各项工作必须符合药品生产许可和药品注册的有关要求并经双方同意。

第二百八十八条　合同应当详细规定质量受权人批准放行每批药品的程序，确保每批产品都已按照药品注册的要求完成生产和检验。

第二百八十九条　合同应当规定何方负责物料的采购、检验、放行、生产和质量控制（包括中间控制），还应当规定何方负责取样和检验。

在委托检验的情况下，合同应当规定受托方是否在委托方的厂房内取样。

第二百九十条　合同应当规定由受托方保存的生产、检验和发运记录及样品，委托方应当能够随时调阅或检查；出现投诉、怀疑产品有质量缺陷或召回时，委托方应当能够方便地查阅所有与评价产品质量相关的记录。

第二百九十一条　合同应当明确规定委托方可以对受托方进行检查或现场质量审计。

第二百九十二条　委托检验合同应当明确受托方有义务接受药品监督管理部门检查。

第十二章　产品发运与召回

第一节　原　则

第二百九十三条　企业应当建立产品召回系统，必要时可迅速、有效地从市场召回任何一批存在安全隐患的产品。

第二百九十四条　因质量原因退货和召回的产品，均应当按照规定监督销毁，有证据证明退货产品质量未受影响的除外。

第二节 发 运

第二百九十五条 每批产品均应当有发运记录。根据发运记录，应当能够追查每批产品的销售情况，必要时应当能够及时全部追回，发运记录内容应当包括：产品名称、规格、批号、数量、收货单位和地址、联系方式、发货日期、运输方式等。

第二百九十六条 药品发运的零头包装只限两个批号为一个合箱，合箱外应当标明全部批号，并建立合箱记录。

第二百九十七条 发运记录应当至少保存至药品有效期后一年。

第三节 召 回

第二百九十八条 应当制定召回操作规程，确保召回工作的有效性。

第二百九十九条 应当指定专人负责组织协调召回工作，并配备足够数量的人员。产品召回负责人应当独立于销售和市场部门；如产品召回负责人不是质量受权人，则应当向质量受权人通报召回处理情况。

第三百条 召回应当能够随时启动，并迅速实施。

第三百零一条 因产品存在安全隐患决定从市场召回的，应当立即向当地药品监督管理部门报告。

第三百零二条 产品召回负责人应当能够迅速查阅到药品发运记录。

第三百零三条 已召回的产品应当有标识，并单独、妥善贮存，等待最终处理决定。

第三百零四条 召回的进展过程应当有记录，并有最终报告。产品发运数量、已召回数量以及数量平衡情况应当在报告中予以说明。

第三百零五条 应当定期对产品召回系统的有效性进行评估。

第十三章 自 检

第一节 原 则

第三百零六条 质量管理部门应当定期组织对企业进行自检，监控本规范的实施情况，评估企业是否符合本规范要求，并提出必要的纠正和预防措施。

第二节 自 检

第三百零七条 自检应当有计划，对机构与人员、厂房与设施、设备、物料与产品、确认与验证、文件管理、生产管理、质量控制与质量保证、委托生产与委托检验、产品发运与召回等项目定期进行检查。

第三百零八条 应当由企业指定人员进行独立、系统、全面的自检，也可由外部人员或专家进行独立的质量审计。

第三百零九条 自检应当有记录。自检完成后应当有自检报告，内容至少包括自检过程中观察到的所有情况、评价的结论以及提出纠正和预防措施的建议。自检情况应当报告企业高层管理人员。

第十四章 附 则

第三百一十条 本规范为药品生产质量管理的基本要求。对无菌药品、生物制品、血液制品等药品或生产质量管理活动的特殊要求，由国家食品药品监督管理局以附录方式另行制定。

第三百一十一条 企业可以采用经过验证的替代方法，达到本规范的要求。

第三百一十二条 本规范下列术语（按汉语拼音排序）的含义是：

（一）包装

待包装产品变成成品所需的所有操作步骤，包括分装、贴签等。但无菌生产工艺中产品的无菌灌装，以及最终灭菌产品的灌装等不视为包装。

（二）包装材料

药品包装所用的材料，包括与药品直接接触的包装材料和容器、印刷包装材料，但不包括发运用的外包装材料。

（三）操作规程

经批准用来指导设备操作、维护与清洁、验证、环境控制、取样和检验等药品生产活动的通用性文件，也称标准操作规程。

（四）产品

包括药品的中间产品、待包装产品和成品。

（五）产品生命周期

产品从最初的研发、上市直至退市的所有阶段。

（六）成品

已完成所有生产操作步骤和最终包装的产品。

（七）重新加工

将某一生产工序生产的不符合质量标准的一批中间产品或待包装产品的一部分或全部，采用不同的生产工艺进行再加工，以符合预定的质量标准。

（八）待包装产品

尚未进行包装但已完成所有其他加工工序的产品。

（九）待验

指原辅料、包装材料、中间产品、待包装产品或成品，采用物理手段或其他有效方式将其隔离或区分，在允许用于投料生产或上市销售之前贮存、等待作出放行决定的状态。

（十）发放

指生产过程中物料、中间产品、待包装产品、文件、生产用模具等在企业内部流转的一系列操作。

（十一）复验期

原辅料、包装材料贮存一定时间后，为确保其仍适用于预定用途，由企业确定的需重新检验的日期。

（十二）发运

指企业将产品发送到经销商或用户的一系列操作，包括配货、运输等。

（十三）返工

将某一生产工序生产的不符合质量标准的一批中间产品或待包装产品、成品的一部分或全部返回到之前的工序，采用相同的生产工艺进行再加工，以符合预定的质量标准。

（十四）放行

对一批物料或产品进行质量评价，作出批准使用或投放市场或其他决定的操作。

（十五）高层管理人员

在企业内部最高层指挥和控制企业、具有调动资源的权力和职责的人员。

（十六）工艺规程

为生产特定数量的成品而制定的一个或一套文件，包括生产处方、生产操作要求和包装操作要求，规定原辅料和包装材料的数量、工艺参数和条件、加工说明（包括中间控制）、注意事项等内容。

（十七）供应商

指物料、设备、仪器、试剂、服务等的提供方，如生产商、经销商等。

（十八）回收

在某一特定的生产阶段，将以前生产的一批或数批符合相应质量要求的产品的一部分或全部，加入到另一批次中的操作。

（十九）计算机化系统

用于报告或自动控制的集成系统，包括数据输入、电子处理和信息输出。

（二十）交叉污染

不同原料、辅料及产品之间发生的相互污染。

（二十一）校准

在规定条件下，确定测量、记录、控制仪器或系统的示值（尤指称量）或实物量具所代表的量值，与对应的参照标准量值之间关系的一系列活动。

（二十二）阶段性生产方式

指在共用生产区内，在一段时间内集中生产某一产品，再对相应的共用生产区、设施、设备、工器具等进行彻底清洁，更换生产另一种产品的方式。

（二十三）洁净区

需要对环境中尘粒及微生物数量进行控制的房间（区域），其建筑结构、装备及其使用应当能够减少该区域内污染物的引入、产生和滞留。

（二十四）警戒限度

系统的关键参数超出正常范围，但未达到纠偏限度，需要引起警觉，可能需要采取纠正措施的限度标准。

（二十五）纠偏限度

系统的关键参数超出可接受标准，需要进行调查并采取纠正措施的限度标准。

（二十六）检验结果超标

检验结果超出法定标准及企业制定标准的所有情形。

（二十七）批

经一个或若干加工过程生产的、具有预期均一质量和特性的一定数量的原辅料、包装材料或成品。为完成某些生产操作步骤，可能有必要将一批产品分成若干亚批，最终合并成为一个均一的批。在连续生产情况下，批必须与生产中具有预期均一特性的确定数量的产品相对应，批量可以是固定数量或固定时间段内生产的产品量。

例如：口服或外用的固体、半固体制剂在成型或分装前使用同一台混合设备一次混合所生产的均质产品为一批；口服或外用的液体制剂以灌装（封）前经最后混合的药液所生产的均质产品为一批。

（二十八）批号

用于识别一个特定批的具有唯一性的数字和（或）字母的组合。

（二十九）批记录

用于记述每批药品生产、质量检验和放行审核的所有文件和记录，可追溯所有与成品质量有关的历史信息。

（三十）气锁间

设置于两个或数个房间之间（如不同洁净度级别的房间之间）的具有两扇或多扇门的隔离空间。设置气锁间的目的是在人员或物料出入时，对气流进行控制。气锁间有人员气锁间和物料气锁间。

（三十一）企业

在本规范中如无特别说明，企业特指药品生产企业。

（三十二）确认

证明厂房、设施、设备能正确运行并可达到预期结果的一系列活动。

（三十三）退货

将药品退还给企业的活动。

（三十四）文件

本规范所指的文件包括质量标准、工艺规程、操作规程、记录、报告等。

（三十五）物料

指原料、辅料和包装材料等。

例如：化学药品制剂的原料是指原料药；生物制品的原料是指原材料；中药制剂的原料是指中药材、中药饮片和外购中药提取物；原料药的原料是指用于原料药生产的除包装材料以外的其他物料。

（三十六）物料平衡

产品或物料实际产量或实际用量及收集到的损耗之和与理论产量或理论用量之间

的比较，并考虑可允许的偏差范围。

（三十七）污染

在生产、取样、包装或重新包装、贮存或运输等操作过程中，原辅料、中间产品、待包装产品、成品受到具有化学或微生物特性的杂质或异物的不利影响。

（三十八）验证

证明任何操作规程（或方法）、生产工艺或系统能够达到预期结果的一系列活动。

（三十九）印刷包装材料

指具有特定式样和印刷内容的包装材料，如印字铝箔、标签、说明书、纸盒等。

（四十）原辅料

除包装材料之外，药品生产中使用的任何物料。

（四十一）中间产品

指完成部分加工步骤的产品，尚需进一步加工方可成为待包装产品。

（四十二）中间控制

也称过程控制，指为确保产品符合有关标准，生产中对工艺过程加以监控，以便在必要时进行调节而做的各项检查。可将对环境或设备控制视作中间控制的一部分。

第三百一十三条　本规范自 2011 年 3 月 1 日起施行。按照《中华人民共和国药品管理法》第九条规定，具体实施办法和实施步骤由国家食品药品监督管理局规定。

附录 2
无菌药品

第一章 范 围

第一条 无菌药品是指法定药品标准中列有无菌检查项目的制剂和原料药,包括无菌制剂和无菌原料药。

第二条 本附录适用于无菌制剂生产全过程以及无菌原料药的灭菌和无菌生产过程。

第二章 原 则

第三条 无菌药品的生产须满足其质量和预定用途的要求,应当最大限度降低微生物、各种微粒和热原的污染。生产人员的技能、所接受的培训及其工作态度是达到上述目标的关键因素,无菌药品的生产必须严格按照精心设计并经验证的方法及规程进行,产品的无菌或其它质量特性绝不能只依赖于任何形式的最终处理或成品检验(包括无菌检查)。

第四条 无菌药品按生产工艺可分为两类:采用最终灭菌工艺的为最终灭菌产品;部分或全部工序采用无菌生产工艺的为非最终灭菌产品。

第五条 无菌药品生产的人员、设备和物料应通过气锁间进入洁净区,采用机械连续传输物料的,应当用正压气流保护并监测压差。

第六条 物料准备、产品配制和灌装或分装等操作必须在洁净区内分区域(室)进行。

第七条 应当根据产品特性、工艺和设备等因素,确定无菌药品生产用洁净区的级别。每一步生产操作的环境都应当达到适当的动态洁净度标准,尽可能降低产品或所处理的物料被微粒或微生物污染的风险。

第三章 洁净度级别及监测

第八条 洁净区的设计必须符合相应的洁净度要求,包括达到"静态"和"动态"的标准。

第九条 无菌药品生产所需的洁净区可分为以下 4 个级别:

A级:高风险操作区,如灌装区、放置胶塞桶和与无菌制剂直接接触的敞口包装容器的区域及无菌装配或连接操作的区域,应当用单向流操作台(罩)维持该区的环境状态。单向流系统在其工作区域必须均匀送风,风速为 0.36-0.54m/s(指导值)。应当有数据证明单向流的状态并经过验证。

在密闭的隔离操作器或手套箱内,可使用较低的风速。

B级：指无菌配制和灌装等高风险操作A级洁净区所处的背景区域。

C级和D级：指无菌药品生产过程中重要程度较低操作步骤的洁净区。

以上各级别空气悬浮粒子的标准规定如下表：

洁净度级别	悬浮粒子最大允许数/立方米			
	静态		动态[3]	
	≥0.5μm	≥5.0μm[2]	≥0.5μm	≥5.0μm
A级[1]	3520	20	3520	20
B级	3520	29	352000	2900
C级	352000	2900	3520000	29000
D级	3520000	29000	不作规定	不作规定

注：

(1) 为确认A级洁净区的级别，每个采样点的采样量不得少于1立方米。A级洁净区空气悬浮粒子的级别为ISO 4.8，以≥5.0μm的悬浮粒子为限度标准。B级洁净区（静态）的空气悬浮粒子的级别为ISO 5，同时包括表中两种粒径的悬浮粒子。对于C级洁净区（静态和动态）而言，空气悬浮粒子的级别分别为ISO 7和ISO 8。对于D级洁净区（静态）空气悬浮粒子的级别为ISO 8。测试方法可参照ISO14644-1。

(2) 在确认级别时，应当使用采样管较短的便携式尘埃粒子计数器，避免≥5.0μm悬浮粒子在远程采样系统的长采样管中沉降。在单向流系统中，应当采用等动力学的取样头。

(3) 动态测试可在常规操作、培养基模拟灌装过程中进行，证明达到动态的洁净度级别，但培养基模拟灌装试验要求在"最差状况"下进行动态测试。

第十条 应当按以下要求对洁净区的悬浮粒子进行动态监测：

（一）根据洁净度级别和空气净化系统确认的结果及风险评估，确定取样点的位置并进行日常动态监控。

（二）在关键操作的全过程中，包括设备组装操作，应当对A级洁净区进行悬浮粒子监测。生产过程中的污染（如活生物、放射危害）可能损坏尘埃粒子计数器时，应当在设备调试操作和模拟操作期间进行测试。A级洁净区监测的频率及取样量，应能及时发现所有人为干预、偶发事件及任何系统的损坏。灌装或分装时，由于产品本身产生粒子或液滴，允许灌装点≥5.0μm的悬浮粒子出现不符合标准的情况。

（三）在B级洁净区可采用与A级洁净区相似的监测系统。可根据B级洁净区对相邻A级洁净区的影响程度，调整采样频率和采样量。

（四）悬浮粒子的监测系统应当考虑采样管的长度和弯管的半径对测试结果的影响。

（五）日常监测的采样量可与洁净度级别和空气净化系统确认时的空气采样量不同。

（六）在A级洁净区和B级洁净区，连续或有规律地出现少量≥5.0μm的悬浮粒子时，应当进行调查。

（七）生产操作全部结束、操作人员撤出生产现场并经15～20分钟（指导值）自净后，洁净区的悬浮粒子应当达到表中的"静态"标准。

（八）应当按照质量风险管理的原则对C级洁净区和D级洁净区（必要时）进行

动态监测。监控要求以及警戒限度和纠偏限度可根据操作的性质确定,但自净时间应当达到规定要求。

(九)应当根据产品及操作的性质制定温度、相对湿度等参数,这些参数不应对规定的洁净度造成不良影响。

第十一条 应当对微生物进行动态监测,评估无菌生产的微生物状况。监测方法有沉降菌法、定量空气浮游菌采样法和表面取样法(如棉签擦拭法和接触碟法)等。动态取样应当避免对洁净区造成不良影响。成品批记录的审核应当包括环境监测的结果。

对表面和操作人员的监测,应当在关键操作完成后进行。在正常的生产操作监测外,可在系统验证、清洁或消毒等操作完成后增加微生物监测。

洁净区微生物监测的动态标准[1]如下:

洁净度级别	浮游菌 cfu/m³	沉降菌(φ90mm) cfu/4小时[2]	表面微生物	
			接触(φ55mm)cfu/碟	5指手套 cfu/手套
A级	<1	<1	<1	<1
B级	10	5	5	5
C级	100	50	25	—
D级	200	100	50	—

注:
(1)表中各数值均为平均值。
(2)单个沉降碟的暴露时间可以少于4小时,同一位置可使用多个沉降碟连续进行监测并累积计数。

第十二条 应当制定适当的悬浮粒子和微生物监测警戒限度和纠偏限度。操作规程中应当详细说明结果超标时需采取的纠偏措施。

第十三条 无菌药品的生产操作环境可参照表格中的示例进行选择。

洁净度级别	最终灭菌产品生产操作示例
C级背景下的局部A级	高污染风险[1]的产品灌装(或灌封)
C级	1. 产品灌装(或灌封); 2. 高污染风险[2]产品的配制和过滤; 3. 眼用制剂、无菌软膏剂、无菌混悬剂等的配制、灌装(或灌封); 4. 直接接触药品的包装材料和器具最终清洗后的处理。
D级	1. 轧盖; 2. 灌装前物料的准备; 3. 产品配制(指浓配或采用密闭系统的配制)和过滤; 4. 直接接触药品的包装材料和器具的最终清洗。

注:
(1)此处的高污染风险是指产品容易长菌、灌装速度慢、灌装用容器为广口瓶、容器须暴露数秒后方可密封等状况;
(2)此处的高污染风险是指产品容易长菌、配制后需等待较长时间方可灭菌或不在密闭系统中配制等状况。

洁净度级别	非最终灭菌产品的无菌生产操作示例
B级背景下的A级	1. 处于未完全密封[1]状态下产品的操作和转运，如产品灌装（或灌封）、分装、压塞、轧盖[2]等； 2. 灌装前无法除菌过滤的药液或产品的配制； 3. 直接接触药品的包装材料、器具灭菌后的装配以及处于未完全密封状态下的转运和存放； 4. 无菌原料药的粉碎、过筛、混合、分装。
B级	1. 处于未完全密封[1]状态下的产品置于完全密封容器内的转运； 2. 直接接触药品的包装材料、器具灭菌后处于密闭容器内的转运和存放。
C级	1. 灌装前可除菌过滤的药液或产品的配制； 2. 产品的过滤。
D级	直接接触药品的包装材料、器具的最终清洗、装配或包装、灭菌。

注：
(1) 轧盖前产品视为处于未完全密封状态。
(2) 根据已压塞产品的密封性、轧盖设备的设计、铝盖的特性等因素，轧盖操作可选择在C级或D级背景下的A级送风环境中进行。A级送风环境应当至少符合A级区的静态要求。

第四章 隔离操作技术

第十四条 高污染风险的操作宜在隔离操作器中完成。隔离操作器及其所处环境的设计，应当能够保证相应区域空气的质量达到设定标准。传输装置可设计成单门或双门，也可是同灭菌设备相连的全密封系统。

物品进出隔离操作器应当特别注意防止污染。

隔离操作器所处环境取决于其设计及应用，无菌生产的隔离操作器所处的环境至少应为D级洁净区。

第十五条 隔离操作器只有经过适当的确认后方可投入使用。确认时应当考虑隔离技术的所有关键因素，如隔离系统内部和外部所处环境的空气质量、隔离操作器的消毒、传递操作以及隔离系统的完整性。

第十六条 隔离操作器和隔离用袖管或手套系统应当进行常规监测，包括经常进行必要的检漏试验。

第五章 吹灌封技术

第十七条 用于生产非最终灭菌产品的吹灌封设备自身应装有A级空气风淋装置，人员着装应当符合A/B级洁净区的式样，该设备至少应当安装在C级洁净区环境中。在静态条件下，此环境的悬浮粒子和微生物均应当达到标准，在动态条件下，此环境的微生物应当达到标准。

用于生产最终灭菌产品的吹灌封设备至少应当安装在D级洁净区环境中。

第十八条 因吹灌封技术的特殊性,应当特别注意设备的设计和确认、在线清洁和在线灭菌的验证及结果的重现性、设备所处的洁净区环境、操作人员的培训和着装,以及设备关键区域内的操作,包括灌装开始前设备的无菌装配。

第六章 人 员

第十九条 洁净区内的人数应当严加控制,检查和监督应当尽可能在无菌生产的洁净区外进行。

第二十条 凡在洁净区工作的人员(包括清洁工和设备维修工)应当定期培训,使无菌药品的操作符合要求。培训的内容应当包括卫生和微生物方面的基础知识。未受培训的外部人员(如外部施工人员或维修人员)在生产期间需进入洁净区时,应当对他们进行特别详细的指导和监督。

第二十一条 从事动物组织加工处理的人员或者从事与当前生产无关的微生物培养的工作人员通常不得进入无菌药品生产区,不可避免时,应当严格执行相关的人员净化操作规程。

第二十二条 从事无菌药品生产的员工应当随时报告任何可能导致污染的异常情况,包括污染的类型和程度。当员工由于健康状况可能导致微生物污染风险增大时,应当由指定的人员采取适当的措施。

第二十三条 应当按照操作规程更衣和洗手,尽可能减少对洁净区的污染或将污染物带入洁净区。

第二十四条 工作服及其质量应当与生产操作的要求及操作区的洁净度级别相适应,其式样和穿着方式应当能够满足保护产品和人员的要求。各洁净区的着装要求规定如下:

D级洁净区:应当将头发、胡须等相关部位遮盖。应当穿合适的工作服和鞋子或鞋套。应当采取适当措施,以避免带入洁净区外的污染物。

C级洁净区:应当将头发、胡须等相关部位遮盖,应当戴口罩。应当穿手腕处可收紧的连体服或衣裤分开的工作服,并穿适当的鞋子或鞋套。工作服应当不脱落纤维或微粒。

A/B级洁净区:应当用头罩将所有头发以及胡须等相关部位全部遮盖,头罩应当塞进衣领内,应当戴口罩以防散发飞沫,必要时戴防护目镜。应当戴经灭菌且无颗粒物(如滑石粉)散发的橡胶或塑料手套,穿经灭菌或消毒的脚套,裤腿应当塞进脚套内,袖口应当塞进手套内。工作服应为灭菌的连体工作服,不脱落纤维或微粒,并能滞留身体散发的微粒。

第二十五条 个人外衣不得带入通向B级或C级洁净区的更衣室。每位员工每次进入A/B级洁净区,应当更换无菌工作服;或每班至少更换一次,但应当用监测结果证明这种方法的可行性。操作期间应当经常消毒手套,并在必要时更换口罩和手套。

第二十六条 洁净区所用工作服的清洗和处理方式应当能够保证其不携带有污染

物，不会污染洁净区。应当按照相关操作规程进行工作服的清洗、灭菌，洗衣间最好单独设置。

第七章　厂　房

第二十七条　洁净厂房的设计，应当尽可能避免管理或监控人员不必要的进入。B级洁净区的设计应当能够使管理或监控人员从外部观察到内部的操作。

第二十八条　为减少尘埃积聚并便于清洁，洁净区内货架、柜子、设备等不得有难清洁的部位。门的设计应当便于清洁。

第二十九条　无菌生产的A/B级洁净区内禁止设置水池和地漏。在其它洁净区内，水池或地漏应当有适当的设计、布局和维护，并安装易于清洁且带有空气阻断功能的装置以防倒灌。同外部排水系统的连接方式应当能够防止微生物的侵入。

第三十条　应当按照气锁方式设计更衣室，使更衣的不同阶段分开，尽可能避免工作服被微生物和微粒污染。更衣室应当有足够的换气次数。更衣室后段的静态级别应当与其相应洁净区的级别相同。必要时，可将进入和离开洁净区的更衣间分开设置。一般情况下，洗手设施只能安装在更衣的第一阶段。

第三十一条　气锁间两侧的门不得同时打开。可采用连锁系统或光学或（和）声学的报警系统防止两侧的门同时打开。

第三十二条　在任何运行状态下，洁净区通过适当的送风应当能够确保对周围低级别区域的正压，维持良好的气流方向，保证有效的净化能力。

应当特别保护已清洁的与产品直接接触的包装材料和器具及产品直接暴露的操作区域。

当使用或生产某些致病性、剧毒、放射性或活病毒、活细菌的物料与产品时，空气净化系统的送风和压差应当适当调整，防止有害物质外溢。必要时，生产操作的设备及该区域的排风应当作去污染处理（如排风口安装过滤器）。

第三十三条　应当能够证明所用气流方式不会导致污染风险并有记录（如烟雾试验的录像）。

第三十四条　应设送风机组故障的报警系统。应当在压差十分重要的相邻级别区之间安装压差表。压差数据应当定期记录或者归入有关文档中。

第三十五条　轧盖会产生大量微粒，应当设置单独的轧盖区域并设置适当的抽风装置。不单独设置轧盖区域的，应当能够证明轧盖操作对产品质量没有不利影响。

第八章　设　备

第三十六条　除传送带本身能连续灭菌（如隧道式灭菌设备）外，传送带不得在A/B级洁净区与低级别洁净区之间穿越。

第三十七条　生产设备及辅助装置的设计和安装，应当尽可能便于在洁净区外进行操作、保养和维修。需灭菌的设备应当尽可能在完全装配后进行灭菌。

第三十八条　无菌药品生产的洁净区空气净化系统应当保持连续运行，维持相应的洁净度级别。因故停机再次开启空气净化系统,应当进行必要的测试以确认仍能达到规定的洁净度级别要求。

第三十九条 在洁净区内进行设备维修时,如洁净度或无菌状态遭到破坏,应当对该区域进行必要的清洁、消毒或灭菌,待监测合格方可重新开始生产操作。

第四十条 关键设备,如灭菌柜、空气净化系统和工艺用水系统等,应当经过确认,并进行计划性维护,经批准方可使用。

第四十一条 过滤器应当尽可能不脱落纤维。严禁使用含石棉的过滤器。过滤器不得因与产品发生反应、释放物质或吸附作用而对产品质量造成不利影响。

第四十二条 进入无菌生产区的生产用气体(如压缩空气、氮气,但不包括可燃性气体)均应经过除菌过滤,应当定期检查除菌过滤器和呼吸过滤器的完整性。

第九章 消 毒

第四十三条 应当按照操作规程对洁净区进行清洁和消毒。一般情况下,所采用消毒剂的种类应当多于一种。不得用紫外线消毒替代化学消毒。应当定期进行环境监测,及时发现耐受菌株及污染情况。

第四十四条 应当监测消毒剂和清洁剂的微生物污染状况,配制后的消毒剂和清洁剂应当存放在清洁容器内,存放期不得超过规定时限。A/B级洁净区应当使用无菌的或经无菌处理的消毒剂和清洁剂。

第四十五 条必要时,可采用熏蒸的方法降低洁净区内卫生死角的微生物污染,应当验证熏蒸剂的残留水平。

第十章 生产管理

第四十六条 生产的每个阶段(包括灭菌前的各阶段)应当采取措施降低污染。

第四十七条 无菌生产工艺的验证应当包括培养基模拟灌装试验。

应当根据产品的剂型、培养基的选择性、澄清度、浓度和灭菌的适用性选择培养基。应当尽可能模拟常规的无菌生产工艺,包括所有对无菌结果有影响的关键操作,及生产中可能出现的各种干预和最差条件。

培养基模拟灌装试验的首次验证,每班次应当连续进行3次合格试验。空气净化系统、设备、生产工艺及人员重大变更后,应当重复进行培养基模拟灌装试验。培养基模拟灌装试验通常应当按照生产工艺每班次半年进行1次,每次至少一批。

培养基灌装容器的数量应当足以保证评价的有效性。批量较小的产品,培养基灌装的数量应当至少等于产品的批量。培养基模拟灌装试验的目标是零污染,应当遵循以下要求:

(一)灌装数量少于5000支时,不得检出污染品。

(二)灌装数量在5000至10000支时:

1. 有1支污染,需调查,可考虑重复试验;

2. 有2支污染,需调查后,进行再验证。

（三）灌装数量超过 10000 支时：

1. 有 1 支污染，需调查；

2. 有 2 支污染，需调查后，进行再验证。

（四）发生任何微生物污染时，均应当进行调查。

第四十八条　应当采取措施保证验证不能对生产造成不良影响。

第四十九条　无菌原料药精制、无菌药品配制、直接接触药品的包装材料和器具等最终清洗、A/B 级洁净区内消毒剂和清洁剂配制的用水应当符合注射用水的质量标准。

第五十条　必要时，应当定期监测制药用水的细菌内毒素，保存监测结果及所采取纠偏措施的相关记录。

第五十一条　当无菌生产正在进行时，应当特别注意减少洁净区内的各种活动。应当减少人员走动，避免剧烈活动散发过多的微粒和微生物。由于所穿工作服的特性，环境的温湿度应当保证操作人员的舒适性。

第五十二条　应当尽可能减少物料的微生物污染程度。必要时，物料的质量标准中应当包括微生物限度、细菌内毒素或热原检查项目。

第五十三条　洁净区内应当避免使用易脱落纤维的容器和物料；在无菌生产的过程中，不得使用此类容器和物料。

第五十四条　应当采取各种措施减少最终产品的微粒污染。

第五十五条　最终清洗后包装材料、容器和设备的处理应当避免被再次污染。

第五十六条　应当尽可能缩短包装材料、容器和设备的清洗、干燥和灭菌的间隔时间以及灭菌至使用的间隔时间。应当建立规定贮存条件下的间隔时间控制标准。

第五十七条　应当尽可能缩短药液从开始配制到灭菌（或除菌过滤）的间隔时间。应当根据产品的特性及贮存条件建立相应的间隔时间控制标准。

第五十八条　应当根据所用灭菌方法的效果确定灭菌前产品微生物污染水平的监控标准，并定期监控。必要时，还应当监控热原或细菌内毒素。

第五十九条　无菌生产所用的包装材料、容器、设备和任何其它物品都应当灭菌，并通过双扉灭菌柜进入无菌生产区，或以其它方式进入无菌生产区，但应当避免引入污染。

第六十条　除另有规定外，无菌药品批次划分的原则：

（一）大（小）容量注射剂以同一配液罐最终一次配制的药液所生产的均质产品为一批；同一批产品如用不同的灭菌设备或同一灭菌设备分次灭菌的，应当可以追溯；

（二）粉针剂以一批无菌原料药在同一连续生产周期内生产的均质产品为一批；

（三）冻干产品以同一批配制的药液使用同一台冻干设备在同一生产周期内生产的均质产品为一批；

（四）眼用制剂、软膏剂、乳剂和混悬剂等以同一配制罐最终一次配制所生产的均质产品为一批。

第十一章　灭菌工艺

第六十一条　无菌药品应当尽可能采用加热方式进行最终灭菌，最终灭菌产品中的微生物存活概率（即无菌保证水平，SAL）不得高于 10^{-6}。采用湿热灭菌方法进行最终灭菌的，通常标准灭菌时间 F_0 值应当大于 8 分钟，流通蒸汽处理不属于最终灭菌。

对热不稳定的产品，可采用无菌生产操作或过滤除菌的替代方法。

第六十二条　可采用湿热、干热、离子辐射、环氧乙烷或过滤除菌的方式进行灭菌。每一种灭菌方式都有其特定的适用范围，灭菌工艺必须与注册批准的要求相一致，且应当经过验证。

第六十三条　任何灭菌工艺在投入使用前，必须采用物理检测手段和生物指示剂，验证其对产品或物品的适用性及所有部位达到了灭菌效果。

第六十四条　应当定期对灭菌工艺的有效性进行再验证（每年至少一次）。设备重大变更后，须进行再验证。应当保存再验证记录。

第六十五条　所有的待灭菌物品均须按规定的要求处理，以获得良好的灭菌效果，灭菌工艺的设计应当保证符合灭菌要求。

第六十六条　应当通过验证确认灭菌设备腔室内待灭菌产品和物品的装载方式。

第六十七条　应当按照供应商的要求保存和使用生物指示剂，并通过阳性对照试验确认其质量。

使用生物指示剂时，应当采取严格管理措施，防止由此所致的微生物污染。

第六十八条　应当有明确区分已灭菌产品和待灭菌产品的方法。每一车（盘或其它装载设备）产品或物料均应贴签，清晰地注明品名、批号并标明是否已经灭菌。必要时，可用湿热灭菌指示带加以区分。

第六十九条　每一次灭菌操作应当有灭菌记录，并作为产品放行的依据之一。

第十二章　灭菌方法

第七十条　热力灭菌通常有湿热灭菌和干热灭菌，应当符合以下要求：

（一）在验证和生产过程中，用于监测或记录的温度探头与用于控制的温度探头应当分别设置，设置的位置应当通过验证确定。每次灭菌均应记录灭菌过程的时间-温度曲线。

采用自控和监测系统的，应当经过验证，保证符合关键工艺的要求。自控和监测系统应当能够记录系统以及工艺运行过程中出现的故障，并有操作人员监控。应当定期将独立的温度显示器的读数与灭菌过程中记录获得的图谱进行对照。

（二）可使用化学或生物指示剂监控灭菌工艺，但不得替代物理测试。

（三）应当监测每种装载方式所需升温时间，且从所有被灭菌产品或物品达到设定的灭菌温度后开始计算灭菌时间。

（四）应当有措施防止已灭菌产品或物品在冷却过程中被污染。除非能证明生产过程中可剔除任何渗漏的产品或物品，任何与产品或物品相接触的冷却用介质（液体或气体）应当经过灭菌或除菌处理。

第七十一条　湿热灭菌应当符合以下要求：

（一）湿热灭菌工艺监测的参数应当包括灭菌时间、温度或压力。

腔室底部装有排水口的灭菌柜，必要时应当测定并记录该点在灭菌全过程中的温度数据。灭菌工艺中包括抽真空操作的，应当定期对腔室作检漏测试。

（二）除已密封的产品外，被灭菌物品应当用合适的材料适当包扎，所用材料及包扎方式应当有利于空气排放、蒸汽穿透并在灭菌后能防止污染。在规定的温度和时间内，被灭菌物品所有部位均应与灭菌介质充分接触。

第七十二条　干热灭菌符合以下要求：

（一）干热灭菌时，灭菌柜腔室内的空气应当循环并保持正压，阻止非无菌空气进入。进入腔室的空气应当经过高效过滤器过滤，高效过滤器应当经过完整性测试。

（二）干热灭菌用于去除热原时，验证应当包括细菌内毒素挑战试验。

（三）干热灭菌过程中的温度、时间和腔室内、外压差应当有记录。

第七十三条　辐射灭菌应当符合以下要求：

（一）经证明对产品质量没有不利影响的，方可采用辐射灭菌。辐射灭菌应当符合《中华人民共和国药典》和注册批准的相关要求。

（二）辐射灭菌工艺应当经过验证。验证方案应当包括辐射剂量、辐射时间、包装材质、装载方式，并考察包装密度变化对灭菌效果的影响。

（三）辐射灭菌过程中，应当采用剂量指示剂测定辐射剂量。

（四）生物指示剂可作为一种附加的监控手段。

（五）应当有措施防止已辐射物品与未辐射物品的混淆。在每个包装上均应有辐射后能产生颜色变化的辐射指示片。

（六）应当在规定的时间内达到总辐射剂量标准。

（七）辐射灭菌应当有记录。

第七十四条　环氧乙烷灭菌应当符合以下要求：

（一）环氧乙烷灭菌应当符合《中华人民共和国药典》和注册批准的相关要求。

（二）灭菌工艺验证应当能够证明环氧乙烷对产品不会造成破坏性影响，且针对不同产品或物料所设定的排气条件和时间，能够保证所有残留气体及反应产物降至设定的合格限度。

（三）应当采取措施避免微生物被包藏在晶体或干燥的蛋白质内，保证灭菌气体与微生物直接接触。应当确认被灭菌物品的包装材料的性质和数量对灭菌效果的影响。

（四）被灭菌物品达到灭菌工艺所规定的温、湿度条件后，应当尽快通入灭菌气体，保证灭菌效果。

（五）每次灭菌时，应当将适当的、一定数量的生物指示剂放置在被灭菌物品的不同部位，监测灭菌效果，监测结果应当纳入相应的批记录。

（六）每次灭菌记录的内容应当包括完成整个灭菌过程的时间、灭菌过程中腔室的压力、温度和湿度、环氧乙烷的浓度及总消耗量。应当记录整个灭菌过程的压力和温度，灭菌曲线应当纳入相应的批记录。

（七）灭菌后的物品应当存放在受控的通风环境中，以便将残留的气体及反应产物降至规定的限度内。

第七十五条　非最终灭菌产品的过滤除菌应当符合以下要求：

（一）可最终灭菌的产品不得以过滤除菌工艺替代最终灭菌工艺。如果药品不能在其最终包装容器中灭菌，可用 $0.22\mu m$（更小或相同过滤效力）的除菌过滤器将药液滤入预先灭菌的容器内。由于除菌过滤器不能将病毒或支原体全部滤除，可采用热处理方法来弥补除菌过滤的不足。

（二）应当采取措施降低过滤除菌的风险。宜安装第二只已灭菌的除菌过滤器再次过滤药液，最终的除菌过滤器应当尽可能接近灌装点。

（三）除菌过滤器使用后，必须采用适当的方法立即对其完整性进行检查并记录。常用的方法有起泡点试验、扩散流试验或压力保持试验。

（四）过滤除菌工艺应当经过验证，验证中应当确定过滤一定量药液所需时间及过滤器二侧的压力。任何明显偏离正常时间或压力的情况应当有记录并进行调查，调查结果应当归入批记录。

（五）同一规格和型号的除菌过滤器使用时限应当经过验证，一般不得超过一个工作日。

第十三章　无菌药品的最终处理

第七十六条　小瓶压塞后应当尽快完成轧盖，轧盖前离开无菌操作区或房间的，应当采取适当措施防止产品受到污染。

第七十七条　无菌药品包装容器的密封性应当经过验证，避免产品遭受污染。

熔封的产品（如玻璃安瓿或塑料安瓿）应当作100%的检漏试验，其它包装容器的密封性应当根据操作规程进行抽样检查。

第七十八条　在抽真空状态下密封的产品包装容器，应当在预先确定的适当时间后，检查其真空度。

第七十九条　应当逐一对无菌药品的外部污染或其它缺陷进行检查。如采用灯检法，应当在符合要求的条件下进行检查，灯检人员连续灯检时间不宜过长。应当定期检查灯检人员的视力。如果采用其它检查方法，该方法应当经过验证，定期检查设备的性能并记录。

第十四章　质量控制

第八十条　无菌检查的取样计划应当根据风险评估结果制定，样品应当包括微生物污染风险最大的产品。无菌检查样品的取样至少应当符合以下要求：

（一）无菌灌装产品的样品必须包括最初、最终灌装的产品以及灌装过程中发生较大偏差后的产品；

（二）最终灭菌产品应当从可能的灭菌冷点处取样；

（三）同一批产品经多个灭菌设备或同一灭菌设备分次灭菌的，样品应当从各个/次灭菌设备中抽取。

第十五章 术　语

第八十一条　下列术语含义是：

（一）吹灌封设备

指将热塑性材料吹制成容器并完成灌装和密封的全自动机器，可连续进行吹塑、灌装、密封（简称吹灌封）操作。

（二）动态

指生产设备按预定的工艺模式运行并有规定数量的操作人员在现场操作的状态。

（三）单向流

指空气朝着同一个方向，以稳定均匀的方式和足够的速率流动。单向流能持续清除关键操作区域的颗粒。

（四）隔离操作器

指配备 B 级（ISO 5 级）或更高洁净度级别的空气净化装置，并能使其内部环境始终与外界环境（如其所在洁净室和操作人员）完全隔离的装置或系统。

（五）静态

指所有生产设备均已安装就绪，但没有生产活动且无操作人员在场的状态。

（六）密封

指将容器或器具用适宜的方式封闭，以防止外部微生物侵入。

附录 3
原料药

第一章 范 围

第一条 本附录适用于非无菌原料药生产及无菌原料药生产中非无菌生产工序的操作。

第二条 原料药生产的起点及工序应当与注册批准的要求一致。

第二章 厂房与设施

第三条 非无菌原料药精制、干燥、粉碎、包装等生产操作的暴露环境应当按照D级洁净区的要求设置。

第四条 质量标准中有热原或细菌内毒素等检验项目的,厂房的设计应当特别注意防止微生物污染,根据产品的预定用途、工艺要求采取相应的控制措施。

第五条 质量控制实验室通常应当与生产区分开。当生产操作不影响检验结果的准确性,且检验操作对生产也无不利影响时,中间控制实验室可设在生产区内。

第三章 设 备

第六条 设备所需的润滑剂、加热或冷却介质等,应当避免与中间产品或原料药直接接触,以免影响中间产品或原料药的质量。当任何偏离上述要求的情况发生时,应当进行评估和恰当处理,保证对产品的质量和用途无不良影响。

第七条 生产宜使用密闭设备;密闭设备、管道可以安置于室外。使用敞口设备或打开设备操作时,应当有避免污染的措施。

第八条 使用同一设备生产多种中间体或原料药品种的,应当说明设备可以共用的合理性,并有防止交叉污染的措施。

第九条 难以清洁的设备或部件应当专用。

第十条 设备的清洁应当符合以下要求:

(一)同一设备连续生产同一原料药或阶段性生产连续数个批次时,宜间隔适当的时间对设备进行清洁,防止污染物(如降解产物、微生物)的累积。如有影响原料药质量的残留物,更换批次时,必须对设备进行彻底的清洁。

(二)非专用设备更换品种生产前,必须对设备(特别是从粗品精制开始的非专用设备)进行彻底的清洁,防止交叉污染。

(三)对残留物的可接受标准、清洁操作规程和清洁剂的选择,应当有明确规定并说明理由。

第十一条 非无菌原料药精制工艺用水至少应当符合纯化水的质量标准。

第四章 物　料

第十二条 进厂物料应当有正确标识，经取样（或检验合格）后，可与现有的库存（如储槽中的溶剂或物料）混合，经放行后混合物料方可使用。应当有防止将物料错放到现有库存中的操作规程。

第十三条 采用非专用槽车运送的大宗物料，应当采取适当措施避免来自槽车所致的交叉污染。

第十四条 大的贮存容器及其所附配件、进料管路和出料管路都应当有适当的标识。

第十五条 应当对每批物料至少做一项鉴别试验。如原料药生产企业有供应商审计系统时，供应商的检验报告可以用来替代其它项目的测试。

第十六条 工艺助剂、有害或有剧毒的原料、其它特殊物料或转移到本企业另一生产场地的物料可以免检，但必须取得供应商的检验报告，且检验报告显示这些物料符合规定的质量标准，还应当对其容器、标签和批号进行目检予以确认。免检应当说明理由并有正式记录。

第十七条 应当对首次采购的最初三批物料全检合格后，方可对后续批次进行部分项目的检验，但应当定期进行全检，并与供应商的检验报告比较。应当定期评估供应商检验报告的可靠性、准确性。

第十八条 可在室外存放的物料，应当存放在适当容器中，有清晰的标识，并在开启和使用前应当进行适当清洁。

第十九条 必要时（如长期存放或贮存在热或潮湿的环境中），应当根据情况重新评估物料的质量，确定其适用性。

第五章 验　证

第二十条 应当在工艺验证前确定产品的关键质量属性、影响产品关键质量属性的关键工艺参数、常规生产和工艺控制中的关键工艺参数范围，通过验证证明工艺操作的重现性。

关键质量属性和工艺参数通常在研发阶段或根据历史资料和数据确定。

第二十一条 验证应当包括对原料药质量（尤其是纯度和杂质等）有重要影响的关键操作。

第二十二条 验证的方式：

（一）原料药生产工艺的验证方法一般应为前验证。因原料药不经常生产、批数不多或生产工艺已有变更等原因，难以从原料药的重复性生产获得现成的数据时，可进行同步验证。

（二）如没有发生因原料、设备、系统、设施或生产工艺改变而对原料药质量有影响的重大变更时，可例外进行回顾性验证。该验证方法适用于下列情况：

1. 关键质量属性和关键工艺参数均已确定；
2. 已设定合适的中间控制项目和合格标准；
3. 除操作人员失误或设备故障外，从未出现较大的工艺或产品不合格的问题；
4. 已明确原料药的杂质情况。

（三）回顾性验证的批次应当是验证阶段中有代表性的生产批次，包括不合格批次。应当有足够多的批次数，以证明工艺的稳定。必要时，可用留样检验获得的数据作为回顾性验证的补充。

第二十三条　验证计划：

（一）应当根据生产工艺的复杂性和工艺变更的类别决定工艺验证的运行次数。前验证和同步验证通常采用连续的三个合格批次，但在某些情况下，需要更多的批次才能保证工艺的一致性（如复杂的原料药生产工艺，或周期很长的原料药生产工艺）。

（二）工艺验证期间，应当对关键工艺参数进行监控。与质量无关的参数（如与节能或设备使用相关控制的参数），无需列入工艺验证中。

（三）工艺验证应当证明每种原料药中的杂质都在规定的限度内，并与工艺研发阶段确定的杂质限度或者关键的临床和毒理研究批次的杂质数据相当。

第二十四条　清洁验证：

（一）清洁操作规程通常应当进行验证。清洁验证一般应当针对污染物、所用物料对原料药质量有最大风险的状况及工艺步骤。

（二）清洁操作规程的验证应当反映设备实际的使用情况。如果多个原料药或中间产品共用同一设备生产，且采用同一操作规程进行清洁的，则可选择有代表性的中间产品或原料药作为清洁验证的参照物。应当根据溶解度、难以清洁的程度以及残留物的限度来选择清洁参照物，而残留物的限度则需根据活性、毒性和稳定性确定。

（三）清洁验证方案应当详细描述需清洁的对象、清洁操作规程、选用的清洁剂、可接受限度、需监控的参数以及检验方法。该方案还应当说明样品类型（化学或微生物）、取样位置、取样方法和样品标识。专用生产设备且产品质量稳定的，可采用目检法确定可接受限度。

（四）取样方法包括擦拭法、淋洗法或其它方法（如直接萃取法），以对不溶性和可溶性残留物进行检验。

（五）应当采用经验证的灵敏度高的分析方法检测残留物或污染物。每种分析方法的检测限必须足够灵敏，能检测残留物或污染物的限度标准。应当确定分析方法可达到的回收率。残留物的限度标准应当切实可行，并根据最有害的残留物来确定，可根据原料药的药理、毒理或生理活性来确定，也可根据原料药生产中最有害的组分来确定。

（六）对需控制热原或细菌内毒素污染水平的生产工艺，应当在设备清洁验证文件中有详细阐述。

（七）清洁操作规程经验证后应当按验证中设定的检验方法定期进行监测，保证日常生产中操作规程的有效性。

第六章　文　件

第二十五条　企业应当根据生产工艺要求、对产品质量的影响程度、物料的特性以及对供应商的质量评估情况，确定合理的物料质量标准。

第二十六条　中间产品或原料药生产中使用的某些材料，如工艺助剂、垫圈或其它材料，可能对质量有重要影响时，也应当制定相应材料的质量标准。

第二十七条　原料药的生产工艺规程应当包括：

（一）所生产的中间产品或原料药名称。

（二）标有名称和代码的原料和中间产品的完整清单。

（三）准确陈述每种原料或中间产品的投料量或投料比，包括计量单位。如果投料量不固定，应当注明每种批量或产率的计算方法。如有正当理由，可制定投料量合理变动的范围。

（四）生产地点、主要设备（型号及材质等）。

（五）生产操作的详细说明，包括：

1. 操作顺序；
2. 所用工艺参数的范围；
3. 取样方法说明，所用原料、中间产品及成品的质量标准；
4. 完成单个步骤或整个工艺过程的时限（如适用）；
5. 按生产阶段或时限计算的预期收率范围；
6. 必要时，需遵循的特殊预防措施、注意事项或有关参照内容；
7. 可保证中间产品或原料药适用性的贮存要求，包括标签、包装材料和特殊贮存条件以及期限。

第七章　生产管理

第二十八条　生产操作：

（一）原料应当在适宜的条件下称量，以免影响其适用性。称量的装置应当具有与使用目的相适应的精度。

（二）如将物料分装后用于生产的，应当使用适当的分装容器。分装容器应当有标识并标明以下内容：

1. 物料的名称或代码；
2. 接收批号或流水号；
3. 分装容器中物料的重量或数量；
4. 必要时，标明复验或重新评估日期。

（三）关键的称量或分装操作应当有复核或有类似的控制手段。使用前，生产人员应当核实所用物料正确无误。

（四）应当将生产过程中指定步骤的实际收率与预期收率比较。预期收率的范围应当根据以前的实验室、中试或生产的数据来确定。应当对关键工艺步骤收率的偏差进行调查，确定偏差对相关批次产品质量的影响或潜在影响。

（五）应当遵循工艺规程中有关时限控制的规定。发生偏差时，应当作记录并进行评价。反应终点或加工步骤的完成是根据中间控制的取样和检验来确定的，则不适用时限控制。

（六）需进一步加工的中间产品应当在适宜的条件下存放，确保其适用性。

第二十九条　生产的中间控制和取样：

（一）应当综合考虑所生产原料药的特性、反应类型、工艺步骤对产品质量影响的大小等因素来确定控制标准、检验类型和范围。前期生产的中间控制严格程度可较低，越接近最终工序（如分离和纯化）中间控制越严格。

（二）有资质的生产部门人员可进行中间控制，并可在质量管理部门事先批准的范围内对生产操作进行必要的调整。在调整过程中发生的中间控制检验结果超标通常不需要进行调查。

（三）应当制定操作规程，详细规定中间产品和原料药的取样方法。

（四）应当按照操作规程进行取样，取样后样品密封完好，防止所取的中间产品和原料药样品被污染。

第三十条　病毒的去除或灭活：

（一）应当按照经验证的操作规程进行病毒去除和灭活。

（二）应当采取必要的措施，防止病毒去除和灭活操作后可能的病毒污染。敞口操作区应当与其它操作区分开，并设独立的空调净化系统。

（三）同一设备通常不得用于不同产品或同一产品不同阶段的纯化操作。如果使用同一设备，应当采取适当的清洁和消毒措施，防止病毒通过设备或环境由前次纯化操作带入后续纯化操作。

第三十一条　原料药或中间产品的混合：

（一）本条中的混合指将符合同一质量标准的原料药或中间产品合并，以得到均一产品的工艺过程。将来自同一批次的各部分产品（如同一结晶批号的中间产品分数次离心）在生产中进行合并，或将几个批次的中间产品合并在一起作进一步加工，可作为生产工艺的组成部分，不视为混合。

（二）不得将不合格批次与其它合格批次混合。

（三）拟混合的每批产品均应当按照规定的工艺生产、单独检验，并符合相应质量标准。

（四）混合操作可包括：

1. 将数个小批次混合以增加批量；

2. 将同一原料药的多批零头产品混合成为一个批次。

（五）混合过程应当加以控制并有完整记录，混合后的批次应当进行检验，确认其符合质量标准。

（六）混合的批记录应当能够追溯到参与混合的每个单独批次。

（七）物理性质至关重要的原料药（如用于口服固体制剂或混悬剂的原料药），其混合工艺应当进行验证，验证包括证明混合批次的质量均一性及对关键特性（如粒径分布、松密度和堆密度）的检测。

（八）混合可能对产品的稳定性产生不利影响的，应当对最终混合的批次进行稳定性考察。

（九）混合批次的有效期应当根据参与混合的最早批次产品的生产日期确定。

第三十二条　生产批次的划分原则：

（一）连续生产的原料药，在一定时间间隔内生产的在规定限度内的均质产品为一批。

（二）间歇生产的原料药，可由一定数量的产品经最后混合所得的在规定限度内的均质产品为一批。

第三十三条　污染的控制：

（一）同一中间产品或原料药的残留物带入后续数个批次中的，应当严格控制。带入的残留物不得引入降解物或微生物污染，也不得对原料药的杂质分布产生不利影响。

（二）生产操作应当能够防止中间产品或原料药被其它物料污染。

（三）原料药精制后的操作，应当特别注意防止污染。

第三十四条　原料药或中间产品的包装：

（一）容器应当能够保护中间产品和原料药，使其在运输和规定的贮存条件下不变质、不受污染。容器不得因与产品发生反应、释放物质或吸附作用而影响中间产品或原料药的质量。

（二）应当对容器进行清洁，如中间产品或原料药的性质有要求时，还应当进行消毒，确保其适用性。

（三）应当按照操作规程对可以重复使用的容器进行清洁，并去除或涂毁容器上原有的标签。

（四）应当对需外运的中间产品或原料药的容器采取适当的封装措施，便于发现封装状态的变化。

第八章　不合格中间产品或原料药的处理

第三十五条　不合格的中间产品和原料药可按第三十六条、第三十七条的要求进行返工或重新加工。不合格物料的最终处理情况应当有记录。

第三十六条　返工：

（一）不符合质量标准的中间产品或原料药可重复既定生产工艺中的步骤，进行重结晶等其它物理、化学处理，如蒸馏、过滤、层析、粉碎方法。

（二）多数批次都要进行的返工，应当作为一个工艺步骤列入常规的生产工艺中。

（三）除已列入常规生产工艺的返工外，应当对将未反应的物料返回至某一工艺步骤并重复进行化学反应的返工进行评估，确保中间产品或原料药的质量未受到生成副产物和过度反应物的不利影响。

（四）经中间控制检测表明某一工艺步骤尚未完成，仍可按正常工艺继续操作，不属于返工。

第三十七条　重新加工：

（一）应当对重新加工的批次进行评估、检验及必要的稳定性考察，并有完整的文件和记录，证明重新加工后的产品与原工艺生产的产品质量相同。可采用同步验证的方式确定重新加工的操作规程和预期结果。

（二）应当按照经验证的操作规程进行重新加工，将重新加工的每个批次的杂质分布与正常工艺生产的批次进行比较。常规检验方法不足以说明重新加工批次特性的，还应当采用其他的方法。

第三十八条　物料和溶剂的回收：

（一）回收反应物、中间产品或原料药（如从母液或滤液中回收），应当有经批准的回收操作规程，且回收的物料或产品符合与预定用途相适应的质量标准。

（二）溶剂可以回收。回收的溶剂在同品种相同或不同的工艺步骤中重新使用的，应当对回收过程进行控制和监测，确保回收的溶剂符合适当的质量标准。回收的溶剂用于其它品种的，应当证明不会对产品质量有不利影响。

（三）未使用过和回收的溶剂混合时，应当有足够的数据表明其对生产工艺的适用性。

（四）回收的母液和溶剂以及其它回收物料的回收与使用，应当有完整、可追溯的记录，并定期检测杂质。

第九章　质量管理

第三十九条　原料药质量标准应当包括对杂质的控制（如有机杂质、无机杂质、残留溶剂）。原料药有微生物或细菌内毒素控制要求的，还应当制定相应的限度标准。

第四十条　按受控的常规生产工艺生产的每种原料药应当有杂质档案。杂质档案应当描述产品中存在的已知和未知的杂质情况，注明观察到的每一杂质的鉴别或定性分析指标（如保留时间）、杂质含量范围，以及已确认杂质的类别（如有机杂质、无机杂质、溶剂）。杂质分布一般与原料药的生产工艺和所用起始原料有关，从植物或动物组织制得的原料药、发酵生产的原料药的杂质档案通常不一定有杂质分布图。

第四十一条　应当定期将产品的杂质分析资料与注册申报资料中的杂质档案，或与以往的杂质数据相比较，查明原料、设备运行参数和生产工艺的变更所致原料药质量的变化。

第四十二条　原料药的持续稳定性考察：

（一）稳定性考察样品的包装方式和包装材质应当与上市产品相同或相仿。

（二）正常批量生产的最初三批产品应当列入持续稳定性考察计划，以进一步确认有效期。

（三）有效期短的原料药，在进行持续稳定性考察时应适当增加检验频次。

第十章　采用传统发酵工艺生产原料药的特殊要求

第四十三条　采用传统发酵工艺生产原料药的应当在生产过程中采取防止微生物污染的措施。

第四十四条　工艺控制应当重点考虑以下内容：

（一）工作菌种的维护。

（二）接种和扩增培养的控制。

（三）发酵过程中关键工艺参数的监控。

（四）菌体生长、产率的监控。

（五）收集和纯化工艺过程需保护中间产品和原料药不受污染。

（六）在适当的生产阶段进行微生物污染水平监控，必要时进行细菌内毒素监测。

第四十五条　必要时，应当验证培养基、宿主蛋白、其它与工艺、产品有关的杂质和污染物的去除效果。

第四十六条　菌种的维护和记录的保存：

（一）只有经授权的人员方能进入菌种存放的场所。

（二）菌种的贮存条件应当能够保持菌种生长能力达到要求水平，并防止污染。

（三）菌种的使用和贮存条件应当有记录。

（四）应当对菌种定期监控，以确定其适用性。

（五）必要时应当进行菌种鉴别。

第四十七条　菌种培养或发酵：

（一）在无菌操作条件下添加细胞基质、培养基、缓冲液和气体，应当采用密闭或封闭系统。初始容器接种、转种或加料（培养基、缓冲液）使用敞口容器操作的，应当有控制措施避免污染。

（二）当微生物污染对原料药质量有影响时，敞口容器的操作应当在适当的控制环境下进行。

（三）操作人员应当穿着适宜的工作服，并在处理培养基时采取特殊的防护措施。

（四）应当对关键工艺参数（如温度、pH 值、搅拌速度、通气量、压力）进行监控，保证与规定的工艺一致。必要时，还应当对菌体生长、产率进行监控。

（五）必要时，发酵设备应当清洁、消毒或灭菌。

（六）菌种培养基使用前应当灭菌。

（七）应当制定监测各工序微生物污染的操作规程，并规定所采取的措施，包括评估微生物污染对产品质量的影响，确定消除污染使设备恢复到正常的生产条件。处理被污染的生产物料时，应当对发酵过程中检出的外源微生物进行鉴别，必要时评估其对产品质量的影响。

（八）应当保存所有微生物污染和处理的记录。

（九）更换品种生产时，应当对清洁后的共用设备进行必要的检测，将交叉污染的风险降低到最低程度。

第四十八条 收获、分离和纯化：

（一）收获步骤中的破碎后除去菌体或菌体碎片、收集菌体组分的操作区和所用设备的设计，应当能够将污染风险降低到最低程度。

（二）包括菌体灭活、菌体碎片或培养基组分去除在内的收获及纯化，应当制定相应的操作规程，采取措施减少产品的降解和污染，保证所得产品具有持续稳定的质量。

（三）分离和纯化采用敞口操作的，其环境应当能够保证产品质量。

（四）设备用于多个产品的收获、分离、纯化时，应当增加相应的控制措施，如使用专用的层析介质或进行额外的检验。

第十一章 术 语

第四十九条 下列术语含义是：

（一）传统发酵

指利用自然界存在的微生物或用传统方法（如辐照或化学诱变）改良的微生物来生产原料药的工艺。用"传统发酵"生产的原料药通常是小分子产品，如抗生素、氨基酸、维生素和糖类。

（二）非无菌原料药

法定药品标准中未列有无菌检查项目的原料药。

（三）关键质量属性

指某种物理、化学、生物学或微生物学的性质，应当有适当限度、范围或分布，保证预期的产品质量。

（四）工艺助剂

在原料药或中间产品生产中起辅助作用、本身不参与化学或生物学反应的物料（如助滤剂、活性炭，但不包括溶剂）。

（五）母液

结晶或分离后剩下的残留液。